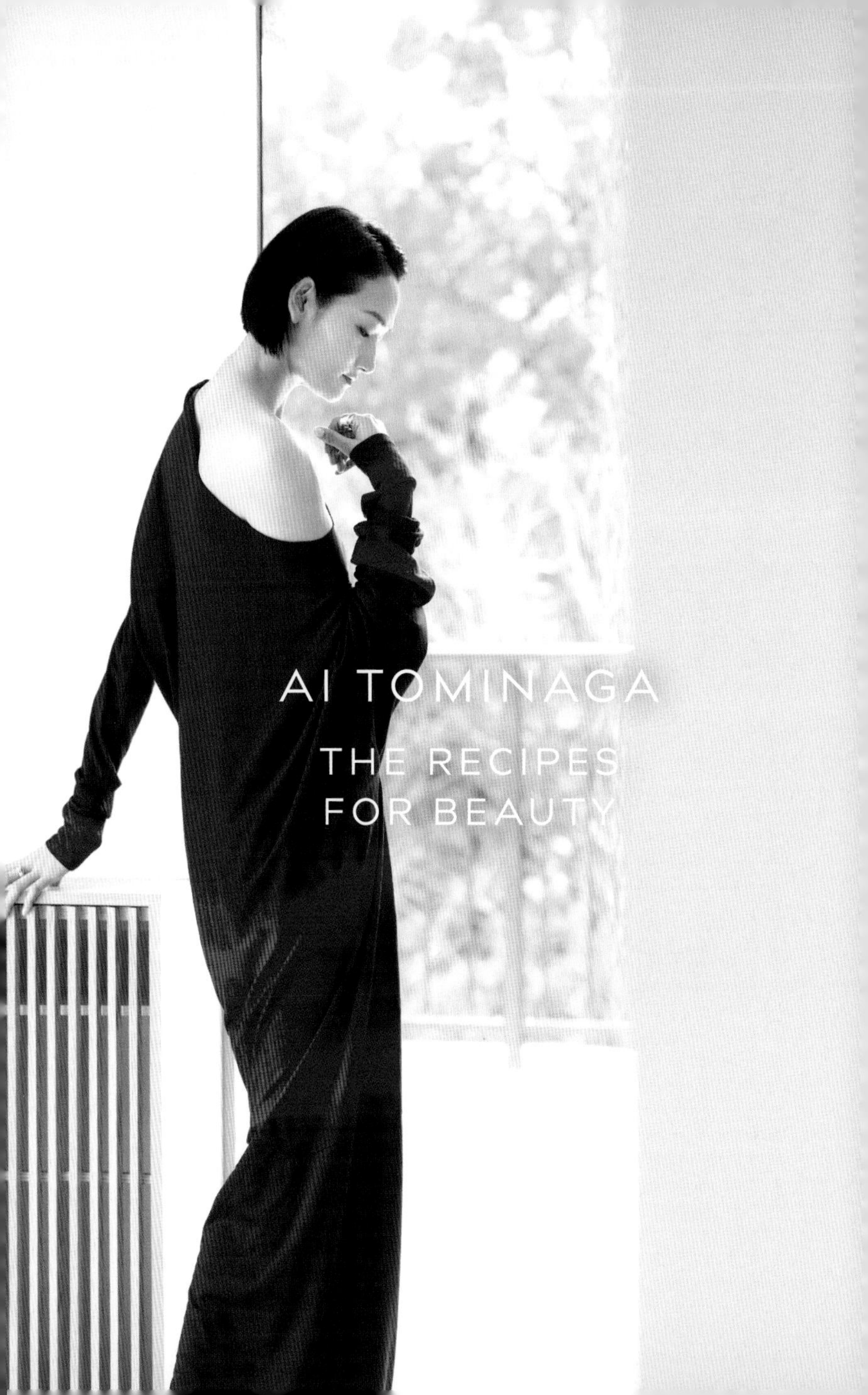
AI TOMINAGA
THE RECIPES
FOR BEAUTY

美をつくる食事

冨永 愛

ダイヤモンド社

はじめに

みなさんは、毎日、美味しくごはんを食べていますか？

私は毎日、美味しく楽しく、ごはんを食べています！

モデルという職業柄、肌のコンディションや体型については、とても気にかけてはいるけれど、体と心のコンディションを保つために、もっとも大切にしていることの一つが、美味しく楽しく食べること。

冨永愛が、冨永愛でいるための最大の秘訣——それが、毎日の「食」にあるということ。そのすべてをこの一冊でお伝えしていきたいと思う。

私は、実はカロリーや栄養の話が大好き！　専門的な栄養素や、必要な摂取量の話など新しい情報は、すぐにググってしまう。でも、理論的に理解できて勉強にはなる左脳に響く情報は、そのまま鵜呑みにすると心には響かない。情報は、自分に必要かどうか選んでいいと思う。そして必ず料理して、自分に有効な形で取り入れる。健康に良いと言われても、自分の味覚に響かなければ、アウト。あれはダメ、これはダメ、というマイナスな話も、なんだか息苦しくて安らげない。食べない選択ではなく、食べるものを選択するという考え方をすると、ネガティブな思考から一気に解放される。美味しい、楽しいという話は、いきなり右脳にグッとくるでしょう？　基本、安全で、体に良いものであることは大前提。その上で、あ！それ、美味しそう、とか、おしゃれだね！とか、その食べ方かっこいいかも！という話となれば、すんなり体にも心にも沁み入ってくる。頭でっかちになりがちな「正しい食べ方」理論からちょっと解放されて、ほんとうに美味しいもの、体にグッとくるもの、心も魂も喜ぶ食べ物――そんな基準を、大切にしたいとずっと考えている。

意外かもしれないけれど、私の食べ方には基本的に「ダイエット」という概念はない。体型を維持したくないわけではないけれど、痩せるために、食べない、我慢する、という発想はない。食べたいものは、食べたいときに食べる――。とはいえ、もちろん、食べる量は考えるし、その前後で、食事の量や内容は調整する。そこはプロですから！　ただ、食べたいものを封印して、食べないストレスを溜め込むのは、食べてしまうこと以上に、体にも心にも良くないと感じている。

モデルという仕事は不規則になりがちで、早朝のロケもあれば、突然の出張もある。だから、自宅で料理をするなんてあり得ない？と思われそうだけれど、私は基本、自分で料理してごはんを食べるし、時にはお弁当だってつくる。毎朝、ボトルに白湯《さゆ》やお茶を入れて持ち歩く手間だって惜しまない。ただ、時間が十分にないのは事実。なので、できるだけ手早くつくって、美味しく食べよう、というのが日々のルールだ。体や心がほんとうに喜ぶ食べ物を、ストレスなく食べたいと思う。だから食材は手間を惜しまずしっかり選ぶけれど、ふだんは料理に長い時間を費やすことはない。できるだけ、キッチンにいる時間は短く――パパッとつくることができて、併せて保存できるものまでつくってしまう――なるべく時短で、満足できる料理をつくる。そして、お休みの日には、時間のかかる手の込んだ料理を思う存分つくるのが私のセラピータイム！　それが私の「食」のスタイル。

ＳＤＧｓやエシカル、サステナビリティという考え方が今普及して、私もそのスピリットを広める活動をしているけれど、小さいころから私自身は、体や心にとってムリのない自然な食べ物や食べ方を求めていたと感じている。形の悪い野菜や果物を食べようとか、ゴミを減らすために野菜や果物の皮まで食べようといった配慮は、今とても大きな運動になっているけれど、私にとっては特別なことではなくて、もったいないとか食べ物を大事にするという祖母や母の教えの中から、自然と身についてきたこと。それは、私自身がパリやニューヨークでの暮らしを通して、忘れることなく、一貫して自分を守る手立てとして、大切にしてきた法則なのかもしれない。そして、海外の出張に大切に持っていった母親の手づくりの梅干し――それが、私の「食」の原点。

毎日、納得のいく、満足のいく食べ方ができたら、自分をもっともっと好きになれるはず。体と心が健康に、幸せになれば、自然と内側から輝けるはず。今、ゆっくりくつろぐ「おうち時間」を大切にする人が増えているけれど、おうち時間の中では、料理するときも食べるときも肩の力を抜いて、chill out！安らいで、くつろいで、楽しく幸せにごはんを食べる時間を大切にしたい。

私の体験と考えをもとに構成したこの一冊の中で、みなさんの「食」の毎日に新しい扉を開く小さなヒント、きっかけに出会っていただけたら本望です。

CONTENTS

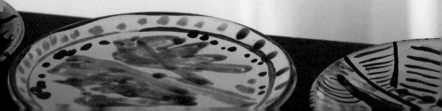

LESSON. 1
太りにくい体をつくる、食のマイルール

LESSON. 2
美肌をつくる食べ方

LESSON. 3
美しさのお守り「私の定番」

LESSON. 4
美味しく食べる!　楽しく食べる!

LESSON. 5
やさしい気持ちになる食の思い出

〈 STAFF 〉
カバー撮影／新津保建秀
アートディレクション／藤村雅史

本文撮影／新津保建秀（化粧扉、P11 人物）
邑口京一郎（料理、静物、P71・107 人物）
デザイン／清水美咲（藤村雅史デザイン事務所）
フードコーディネーター／下条美緒
ヘアメイク／ Haruka Tazaki
スタイリスト／ Rena Semba
プロデュース／生駒芳子、菅原秀子（UNDER GROUND）
企画構成／依田則子

LESSON.

1

太りにくい体をつくる、食のマイルール

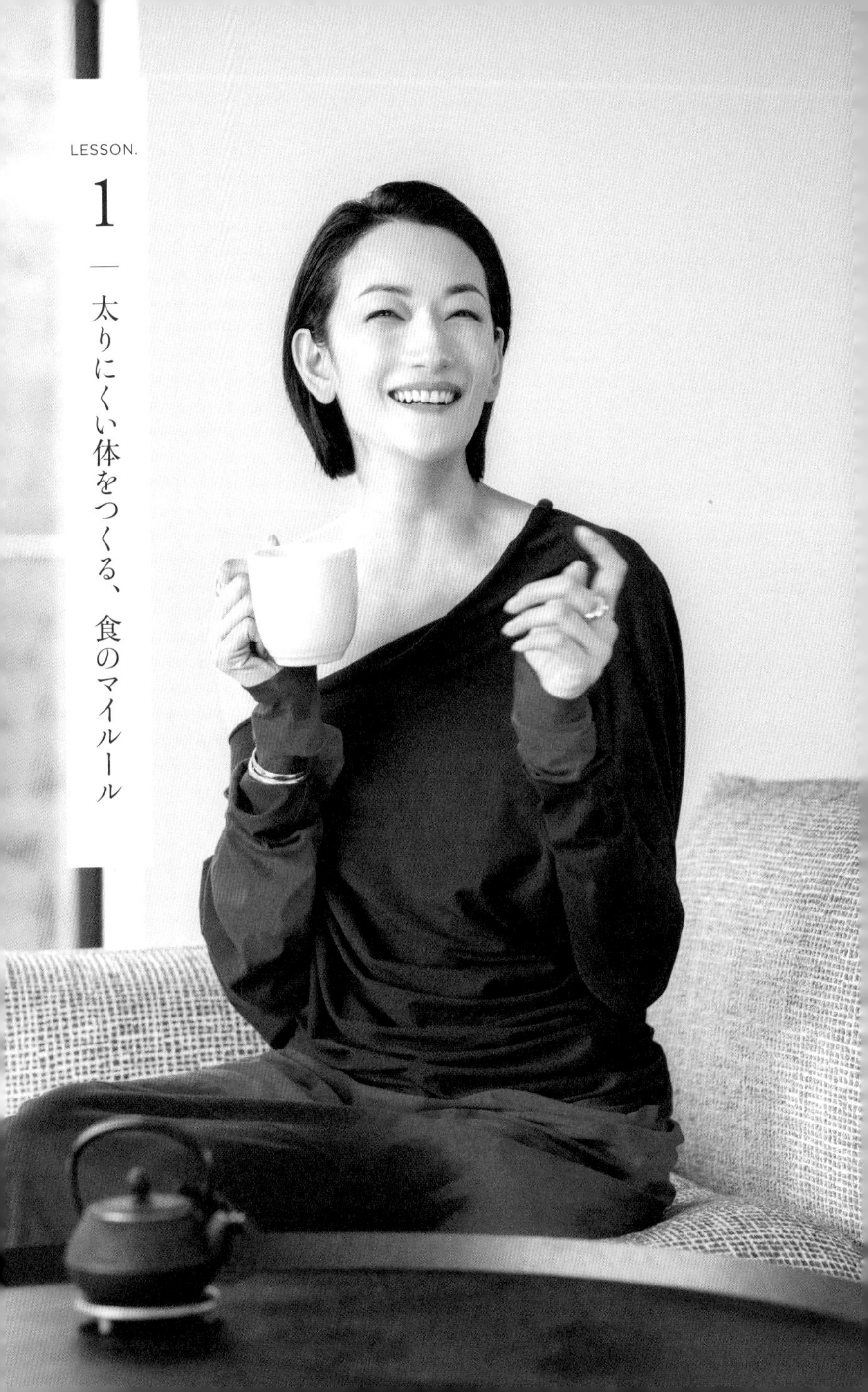

まずは今の自分を愛することから

好奇心旺盛な私は、美容や健康に良いと言われる新しいものには、プラス思考でチャレンジ！　自分に合いそうならしばらく続けて、良ければ取り入れる。

美は移ろいやすいものだから、やり方もつねにバージョンアップ。

けれど私は、「体に良いから」という食べ方はしない。たとえ多くの人が体に良いと言っても、口に合わないのに取り入れるのは、意味がないと思うのだ。

いつでも「美味しい」が大前提。

私は様々な経験を積むことによって、自分を愛せるようになっていったけれど、昔は自己肯定感のカケラもなくて、自分のことが大嫌いだった。

高い身長を隠すかのように小さく縮こまり、ひたすら見えない何かと闘っていた。

今みたいに食事のバランスなんて考える余裕などなく、「自分」そのものを、置き去りにしていたように思う。そうなると食事は、どうでもよくなってしまうもので、不健康で青白い顔をしていた。

モデルの世界に飛び込み、嫌でも自分と向き合い続けていくうちに、食事の重要性に気づいていったのだ。

今私は、毎晩全身を大きな鏡に映し、己と向き合っている。自己観察しながら、自分をほめたり、励ましたりしながら、美の作戦会議。もちろん自分を直視するのは怖い。けれど、目の前にいる、いちばん大切な自分自身を忘れてはいけない。

今だって、100%自分のすべてが好きというわけではないし、もちろん嫌いな部分もある。でも、それもひっくるめて自分を愛している。自分を好きでいてあげたいし、一番の応援者でいたい。

今の自分を愛し、労い、美味しい食事を摂る。これが、美への第一歩。

だからきちんと食べて、自分を喜ばせて。

そんな食の豊かさが、内面からの輝きに反映されると思うから。

美の大前提は健康であること

美しさとは、健康であることが大前提だと私は思う。

血色が良く、活き活きとエネルギーに満ちあふれた体は美しい。

だからこそ私は、きちんと食べて、体の細部まで栄養を行きわたらせる。

体が細ければ美しい、というのは偏った先入観だし、古い考え方。今痩せすぎのモデルは、人々へ悪影響を及ぼしかねないという観点から、採用規制のルールもある。過度なダイエットは危険だし、健康を害することもあるから。

たとえば、減量や偏食は、代謝の低下、筋肉量の減少、倦怠感、集中力・体力の低下、さらには貧血、生理不順、摂食障害、免疫力の低下など、体にとって良くない症状を引き起こし、むしろ美から遠ざかってしまう。

今ではいくつかの国でモデルの採用基準にもなっているＢＭＩ数値は、体重と身長のみの数値で計算されるものであり、ある意味、偏っているという意見もある。しかしダイエットを頑張ってスリムになった自分が、ＢＭＩ数値をもとに痩せすぎていないかを判断するには参考になるかもしれない。人それぞれ健康を維持する、ベストな体重があることを忘れてはいけない。

私の場合、体重そのものは重要視していない。体重を気にするより、栄養をきちんと摂りつつ、自分の磨きたいところ、自分が好きなところを磨いている。たとえば、ドレスを美しく着こなしたいから、体のシルエットやラインにポイントを絞って、地道にボディメイクに励んでいる。そんなポジティブな意欲や体力も、健康な体があってこそ。きちんと食べて、理想の自分に近づけたら素敵だと思う。

もちろん、健康は体だけではない。心の健康も大切だ。そのためにも、自分らしく生きることは、とても大事なこと。たとえば、自分に正直であること。何が好きで、何に心がドキドキするのか、自分が何をやりたいのか、なんとなくでもいいからわかっていること。そんな自分らしさを基準に行動すれば、心もヘルシーになる。そんな生き方が、巡り巡って、美に直結すると信じている。

だから、毎日きちんと食べて、生まれもった体を軽やかに動かしたい。

体って、人生を味わうための器だと思うから。

カロリーより代謝を意識する

私はもともと太りにくい体質で、食事のカロリーはあまり気にしてこなかったのだけれど、やはり年齢を重ねるにつれ、「太りにくい」ということに、甘えてばかりではいられなくなった。だからこそ、食事の質については、より考えるようになったのかもしれない。

もし今、理想の体型からかけ離れ、悩んでいる人がいたら、

「カロリーに因《とら》われるのではなく、食事の質を考え直して！」

と伝えたい。

もちろん食べすぎには注意しつつも、「代謝を上げる食事」を心がけてほしい。

過度なカロリー制限は代謝が下がり、かえって脂肪を溜め込みやすくなる。

わかりやすく説明すると、まず、人間には「基礎代謝」というものがある。私たちはじっとしていても呼吸をしたり、体温を整えたりと、無意識に活動している。これ

らの生命維持活動に必要な最低限のエネルギーを基礎代謝という。

たとえば、成人女性の基礎代謝が約1150キロカロリーだとして、ダイエットするために、極端に摂取カロリーを減らし、一日1000キロカロリーしか食事を摂らなければ、体はエネルギー不足になる（基礎代謝の他に、身体活動量も足した一日の必要総エネルギーは、活動量の少ない女性でも、約1400〜2000キロカロリー）。すると、一時的には体重が落ちるかもしれないが、体は少ないエネルギーで活動しなければならないため、基礎代謝を落としていくことになる。

代謝が低いと、エネルギーに変えられなかった栄養が体に蓄積してしまい、結果的に体に脂肪が溜まりやすくなるというしくみ。そうなってしまうと、代謝が高い人と同じ食事をして同じ行動をしても、太りやすい状態になってしまう。

だから、カロリーのみを減らす、というダイエット方法はおすすめしない。

やるのであれば、太りにくい体をつくること。

基礎代謝を上げることが、一番の方法と考える。

基礎代謝を上げるためには、「筋肉量」「体温」「食事」が大切だと言われている。

たとえば、次の三つを意識すること。

筋肉量を増やす

基礎代謝を上げる運動を欠かさない（筋トレ、有酸素運動、呼吸法など）

体温を上げる

体を冷やさないように心がける（冷たい飲み物を避け、体を温める食材を選ぶ。運動、温活グッズの活用など）

食事を改善する

腸内環境を整えることで内臓の働きが良くなり基礎代謝がアップ（食物繊維、発酵食品、良質なタンパク質、良質な油など）

私はこれらの生活を心がけながら、このあと紹介する食事の質も意識している。
まずは食事から改善することだけでも違いはある。
カロリーに囚われず、日々の食べ方を見直すことが大切だ。

血糖値を急上昇させない

私はスイーツなど糖分の多いおやつを食べる習慣はないけれど、もし食べるなら、食後すぐに少しだけ。空腹時は、食べないようにしている。

空腹時の体は糖分を取り込みやすく、血糖値が急上昇するから。

この血糖値の急激なアップダウンが、太りやすさの原因になると言われている。

血糖値とは、血中のブドウ糖濃度のこと。

私は栄養の専門家ではないので、一般的に言われている範囲でかんたんに説明すると、糖質の多い食品を空腹時に食べると、血糖値が急上昇。上がりすぎた血糖値を下げるために、膵臓からインスリンというホルモンが大量に分泌。このインスリンには血中の糖分を脂肪に変えて体に溜め込む働きがあり、インスリンが大量に分泌されてしまうと体に脂肪を溜め込みやすくなってしまう、というしくみ。甘いものを食後すぐに食べれば、血糖値の上昇はゆるやかになる。

ただし、血糖値を急上昇させるのは、空腹時の甘みだけではない。主食とする炭水化物も同じ。白米たっぷりの丼物や、パスタ・うどんなど麺類だけ、といった糖質過多な食事は、血糖値を急上昇させる。これについても、食べ方や、食べる順番に注意すれば、ある程度は抑えられる。

家で料理をするなら、麺類のみ、といった炭水化物に偏った食事ではなく、野菜や、お肉、魚などのタンパク質を付け合わせ、その後に炭水化物を食べると、血糖値の上昇はゆるやかになる。

外食をするなら、炭水化物単品よりも、様々な栄養素を摂ることができる定食。そして食べる順番も意識する。うどんやパスタなどの炭水化物メインのお店なら、サイドメニューを付け合わせして、それらを先に食べる工夫をする。

血糖値の急激なアップダウンは、脂肪を蓄えやすいだけではない。眠気やだるさを引き起こすことも。これは体が急激に上がった血糖値を下げようとして、インスリンを過剰に分泌するため。ランチ後に眠くなるのはこのせいだ。

外食は基本、野菜などは充分に摂れないと思っていい。家でつくって食べるほうが断然コントロールできる。

糖質は抑えすぎず、低ＧＩ食品を選ぶ

血糖値にふりまわされず食生活を楽しむために、私が取り入れているのは「低ＧＩ食品」。私は糖質を控えつつも、抑えすぎることはしない。糖質は、私たちにとって、体を動かす重要なエネルギーだから。

完全な糖質オフは、エネルギー不足になり危険も伴う。糖質不足でエネルギーが枯《こ》渇《かつ》すると、体は不足したぶんのエネルギーを補うために、タンパク質を使う。要するに、タンパク質の大部分を占める筋肉がエネルギーとして使われてしまうのだ。筋トレの時間もムダになってしまう。

私は、血糖値の上昇をゆるやかにする低ＧＩ食品を選んでいる。

ＧＩとは、Glycemic Index（グライセミック・インデックス）の略で、食品に含まれる糖質の度合いを示す数値。低ＧＩ食品とは、ＧＩ値が55以下の食品のこと。血糖値の上昇は、低ＧＩ食品ほどゆるやかなのだ。

私が使用する低ＧＩの糖類は、主に、

ココナッツシュガー　ＧＩ値35
ヤーコンシロップ　ＧＩ値1

これらを料理によって使い分けている。

参考までに、白砂糖（上白糖）のＧＩ値は１０９。

白砂糖はサトウキビの原料から甘み成分のショ糖のみを抽出したもので、栄養価はとても低く、ミネラル分はほぼゼロで、血糖値は急上昇しやすい。

一般的な糖質のＧＩ値は以下のとおり。

グラニュー糖　ＧＩ値１１０
白砂糖（上白糖）　ＧＩ値１０９
きび砂糖　ＧＩ値１００
メイプルシロップ　ＧＩ値75

てんさい糖　　　ＧＩ値65

炭水化物に関しては、低ＧＩ食品である低糖質や全粒粉のパン、糖質オフ麺など、いろいろ試してみたが、低ＧＩ食品の中でもミネラルバランスも良く栄養価の高い「酵素玄米」（32ページ）を食べている。何よりも美味しい。

参考までに、白米と玄米のＧＩ値は次のとおり。

白米　ＧＩ値81
玄米　ＧＩ値55

ちなみに玄米は体を温め、白米は体を冷やすと言われている。糖質と上手に付き合うためにも、低ＧＩ食品を上手に取り入れたい。

体を冷やすものは控える

体の冷えは、美の大敵。血行が悪くなり、代謝は下がる。

私は、「これを食べたら、体が冷えるか、温まるか」など、自分の体温のアップダウンをなんとなく把握している。もちろん一日の中で、人の体温は変化をするものだし、女性の基礎体温は月経周期によって変わるけれど、冷えや低体温は体に良くない。体が冷えると血管を収縮させ体を硬くする。血流が悪いと消化吸収を司る酵素の働きも悪くなり、代謝が下がる。そして、体に老廃物が溜まっていく……、良いことはないのだ。また、体温が下がれば、免疫力も低下すると言われている。

私は日ごろ、冷えたドリンク類は飲まない。飲むならアイスティよりもホットティ。夏に飲みたくなるレモネードはホットレモネードにして飲む。レストランで出てくるお水も、氷なしでお願いする。温かいお茶があればそれを頼んだり。

主に水分は、鉄瓶でゆっくり沸かした白湯。湯がまろやかになり、冷めにくく、体の芯から温まる。外出時も、白湯を保温力の高いボトルに入れて持ち歩く。白湯以外では、腸活に良いとされるイヌリン豊富なゴボウ茶など。

食事も、なるべく体を温める食材や調理法で工夫している。

大盛りの生野菜サラダは大好きだが、体を冷やすので、食べるのはお昼だけ。最近野菜は温野菜や野菜スープにすることが多くなった。冬場はとくに、体を温める鍋料理などが好き。

いつか朝食に果物を食べる習慣を取り入れたら、内臓が冷えたせいか、風邪をひいてしまった経験があるので、冬は控えめにしている。ただし果物は体を冷やすものもあれば、体を温めてくれるものもあるから、食べ分けてもいい。

その他の冷え予防は、朝の入浴、散歩、ヨガ、筋トレ、酵素温浴など。

日ごろ仕事で座りっぱなしの人も、時々歩いたり、肩甲骨を動かす運動をしたり、かんたんにできるストレッチで血流を促し、体温アップを忘れずに。

私は夏でも光電子の繊維でつくられた腹巻きか、スパッツを愛用している。これは自分の体温を利用して体を保温してくれるので、温活に役立っている。

日常は「ケ」の食事で慎ましく

私の日常のごはんは和食が基本。滋味《じみ》豊かな煮物や、季節感を味わえる野菜料理が大好き。我が家では、ミネラル豊富で栄養バランスを考えたものを食卓に並べるようにしている。

昼食は、酵素玄米がメイン。家にいるときは基本的に、酵素玄米に焼き海苔を小さくちぎってのせて、塩麹納豆（74ページ）や、梅干し、ぬか漬けなどで、かんたんにすませる。具だくさんの汁物と、酵素玄米という組み合わせもいい。

夜はたっぷりのタンパク質と、季節の野菜。

焼き肉やお寿司、フルコースのフレンチのようなごちそうは、年に数回訪れる〝ごほうびごはん〟の日のために、楽しみにとっておく。

私は健康・料理評論家の幕内秀夫《まくうちひでお》さんのレシピ本『粗食のすすめ』（東洋経済新報社）の春・夏・秋・冬のシリーズが好き。季節に沿った旬の食材を食べることを大事にしているので、幕内さんが提唱する日本の風土に根ざした伝統食を時々参考にしている。

そもそも古来日本には「ハレとケ」という概念がある。これは日本人の根底にある世界観。先人たちは祝い事や祭礼・年中行事をハレの日、日常をケの日と呼び、日常と非日常を分けていた。

ハレの日には赤飯や白米、お肉、魚、お酒など、ごちそうをいただく。

ケの日は雑穀や汁物など、ふだんどおりの食事で慎ましく。

食事はもちろん、器、着物、言葉も使い分けていた。

実は「ハレとケ」は表裏一体。ケである日常生活がきちんと成り立っていれば、ハレを楽しむことができるという。日本人の暮らしと健康は、このメリハリに支えられてきた。

しかし、現代人は毎日がハレの日ごはんになりがち。ごちそうを日常的に食べていたら、体は疲れるし、やがて健康にも悪影響を及ぼすだろう。

私はケのごはんを日常に取り入れて以来、とても体の調子がいい。

たまの〝ごほうびごはん〟も罪悪感なく楽しめる。しばらく続けていきたい。

夕食は夜7時までに終わらせる

私は眠るのが大好き。平均的な睡眠時間は7時間ほど。

睡眠不足は肥満を助長するとも言われているけれど、一日の疲れをリセットし、回復するためにも、しっかり眠りたい。睡眠の質は、夕食の時間帯が大きく影響すると思っている。遅い時間の夕食は食べ物が消化しきれず、そのため眠りが浅くなる。朝の目覚めも悪い。食べ物を消化する所要時間は、平均2、3時間と言われていて、お肉や揚げ物などは4、5時間もかかるらしい。

以前の私は、夜9時までに夕食を終わらせていた。しかし近年は新型コロナウイルス感染症の流行により、必然的におうち時間が増え、効率よく家事ができるせいか、夕食の時間がどんどん早まっていった。その結果、今は夕方6時ごろから食べ始め、夜7時には食べ終わる。この生活サイクルに変えてから、体の調子がとてもいい（ちなみに就寝までの時間、ハーブティなどは飲む）。夕食から就寝までの時間が長いから、ベッドに入るころは、すっかり食べたものは消化されている。何より、よく熟睡できる。朝の目覚めもスッキリ。体も軽く、サッと気持ち良くベッドから起きることができる。

朝は何種類かの飲み物中心、ランチでやっと固形物を食べるから、約16時間、飲み物以外は口にしないことになる。

ちなみに、「夜7時までに夕食を終わらせたら、夜が長すぎて暇を持て余さない？」なんて聞かれることもある。しかし、拙著『冨永愛　美の法則』を読んでくださった方はご存じだと思うけれど、ビューティタイムにたっぷり1時間半をかけている。食後、しばらくのんびりすごし、雑事を終わらせたら、ビューティタイムのスタートだ。最近は入浴中、YouTubeで学んだ顔ヨガのような顔筋トレを湯船でおこないつつ（おかしな顔になるけれど）、首から上のストレッチ。入浴後はスキンケアをたっぷり丁寧に、時間をかけておこなう。そして爪の先までしっかり保湿。

時計の針が23時をまわるころには、すっかり夢の中。たっぷり眠ることができれば、翌日の代謝も良くなると言われている。

睡眠は、美を再生してくれるゴールデンタイムだ。

私のモーニングルーティーン

私の朝は、とても忙しい。

5時半〜6時くらいに起床。朝食は食べず、何種類かのドリンク類を飲む。「食べない」というよりも、固形物を食べたいと思わない。

まず白湯をつくる。鉄瓶に水をそそぎ、弱火でコトコト沸かしている間に、高濃度ビタミンCのサプリメントを飲む。朝ビタミンCを摂ると、一日中元気でいられる気がするのだ。

ビタミンCがゆっくり体に浸透するのを待つように、15分ほど間隔を空けてから、乳酸菌入りの青汁を「こうじ水」(76ページ)で割り、大さじ1杯のアマニ油をまぜて飲む。

胃腸を冷やさないように、白湯をちょこちょこ飲みながら、朝のルーティーンは終了。朝はデトックスの時間。内臓に負担をかけたくないし、流動食的な食事のほうが体に沁み渡る気がして、このルーティーンは二年ほど続けている。

もう一つ欠かせない朝の習慣は運動だ。

朝のルーティーンが終わると約30分、愛犬の散歩へ。大型犬だから気づいたら速歩きになっていて、本格的なウォーキングのようになる。小走りに近い速さで歩けば、頭もどんどん目覚めてくる。

帰宅したらまた白湯を飲んで、最近ハマっているスーパードリンク「ブルーグリーンアルジー」（111ページ）を飲みながら、30分間オリジナルメニューのヨガをおこなう。太陽礼拝のポーズと筋トレを組み合わせたものを、その日の気分で。今日も自分を励まし、強い意志をもって継続している。食事と同じように、自分に合う方法をあれこれ試す日々だ。

運動が終わったら入浴タイム。朝から湯船に浸かると血行も良くなり、むくみもとれるし代謝もアップ。ちなみに夜ほどゆっくり入らず、浸かるのは10分以内。

すっかり体にエンジンがかかったところで、一日がスタート！

ランチは酵素玄米メイン

数ヵ月前までランチは生野菜サラダがメインだった。しかし、そればかりだと体も冷えるし、胃に負担がかかる気がして、生野菜サラダはたまに食べる程度に変えた。

今は酵素玄米が主役。酵素玄米とは、玄米に小豆を入れて炊き、四日ほど保温、熟成させたもの。「寝かせ玄米」とも呼ばれている。私は小豆の代わりに、前川金時豆（北海道産在来種の豆）を使用。

酵素玄米をメインにしてから、肌のうるおいがアップしたように思う。低GI食品であるうえに、完全栄養食でもある酵素玄米には、代謝を高めるビタミン・ミネラル・食物繊維が豊富。

炊きあがりはモチモチしていて、食感はお赤飯のよう。保温日数が長くなると熟成が進み、甘みと旨みが増す。専用釜で70度くらいの適温で熟成させて、一日一回かき混ぜるだけ。四日目あたりで食べごろになる。玄米で消化不良をおこしやすい人も、熟成させることで消化しやすくなっているので、安心して食べることができる。

私は酵素玄米専用の専用窯を愛用。ふつうの炊飯器に比べてやや高価だが、ボタンひとつで美味しく炊きあがり、長時間保温熟成もできて重宝している。

食べる量は、しゃもじ1杯強くらい。仕事の日は、お弁当に詰めたり、酵素玄米のおにぎり（34ページ〜）を2個にぎって持参する。

ある日のお昼のお弁当はこんな感じ。わっぱのお弁当箱に、酵素玄米を敷き詰め、ごま塩を振って、塩麹の炒り卵、自家製柚子ポン酢で和えた青菜、母が漬けた梅干しを乗せて、できあがり。栄養豊富で、体にもやさしい。

今は、酵素玄米ランチがベスト。

醤油麹ゆで卵の酵素玄米おにぎり

私のランチタイムの定番。美味しくて栄養たっぷり!

〈材料　2個分（写真は1個分）〉

酵素玄米　300g
ツナ缶（オイル漬け）　小１缶
パクチー　３束
　＊パクチーが苦手な人は小ネギで OK。大葉に変えても美味しい
生姜　１片
A
｜かつお節（ソフトパック）　1/2 パック（２g）
｜醤油　大さじ 1/2
｜いりごま（白）　大さじ１
｜花山椒（粉山椒でも可）　小さじ 1/4
海苔（全型）　２枚
醤油麹ゆで卵（味付け玉子でも OK）　２個

〈つくり方〉

❶パクチー、生姜はみじん切りに。ツナ缶は余分な油をきる。
❷ボウルに酵素玄米、①、A を入れ、混ぜ合わせて２つに分ける。
❸ラップの上に海苔、②の 1/4、醤油麹ゆで卵、②の 1/4 の順にのせて握る。同じく２個めを握る。
❹丸いおにぎりの形にしたらラップを取りはずし半分に切る（お弁当に入れる場合はラップのまま切って入れると食べやすい）。

〈醤油麹ゆで卵のつくり方〉

卵２個を常温に戻す。湯を沸かし、塩小さじ１を入れ、卵を入れる。弱火にして７分半経ったら取り出し、水で５分冷やし、殻をむく。醤油麹大さじ１と 1/2、酢大さじ１をゆで卵にまぶし、チャック付き保存袋に入れ、空気を抜く。一晩漬けたらできあがり。

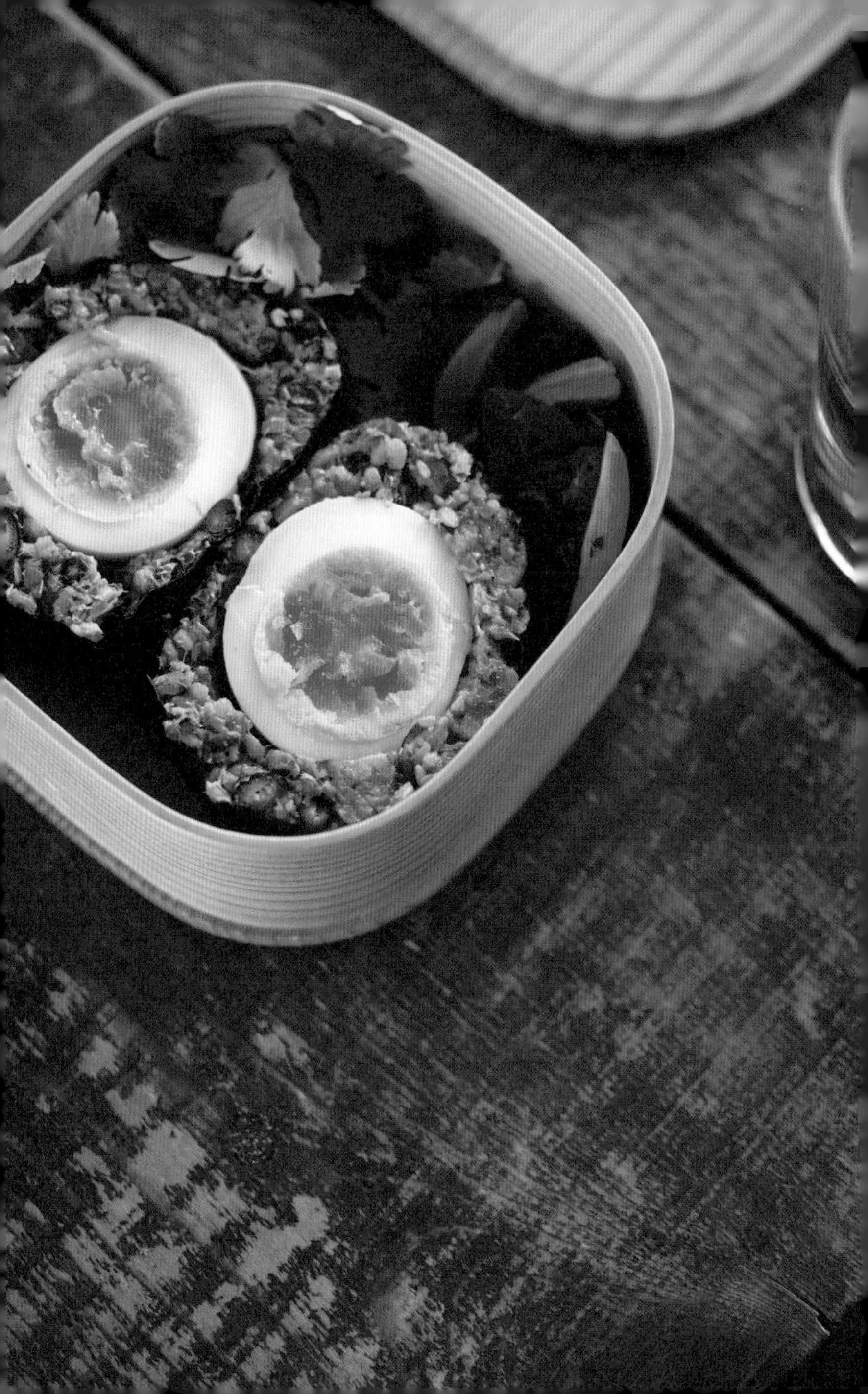

えんどう豆の酵素玄米おにぎり

緑色のお豆を加えれば、いつものおにぎりがパワーアップ

〈材料　2個分〉

酵素玄米　200g
えんどう豆（実、茹でたもの）　適量
塩　少々
えんどう豆の煮汁　大さじ1

〈つくり方〉

❶ボウルに、酵素玄米、えんどう豆、えんどう豆の煮汁を入れてサックリと混ぜ、半分に分ける。
❷手に水、塩をつけてにぎる。

〈えんどう豆の茹で方〉

えんどう豆はさやから取り出し、洗って鍋に入れる。かぶるくらいの水、昆布（3×5㎝）を入れ、塩少々を加えて強火にかける。沸いてきたらアクを取って弱火にして、好みの固さに茹でる。そのまま冷ます。茹で汁はとっておく。私は固めが好きなので、沸いたら弱火で1分。火を止めたら、そのまま冷めるまでおいておく。※茹で汁と一緒に冷蔵庫で保存可能（3日ほど）。

梅干し＆とろろ昆布の酵素玄米おにぎり

これを食べるとき心がつぶやく。「おにぎりって最強！」

〈材料　2個分〉

酵素玄米　200g
梅干し　2個
とろろ昆布　適量
塩　少々

〈つくり方〉

❶酵素玄米を半分に分け、手に水、塩をつけ、種を除いた梅干しを真ん中に入れてにぎる。
❷まわりにとろろ昆布を巻く。

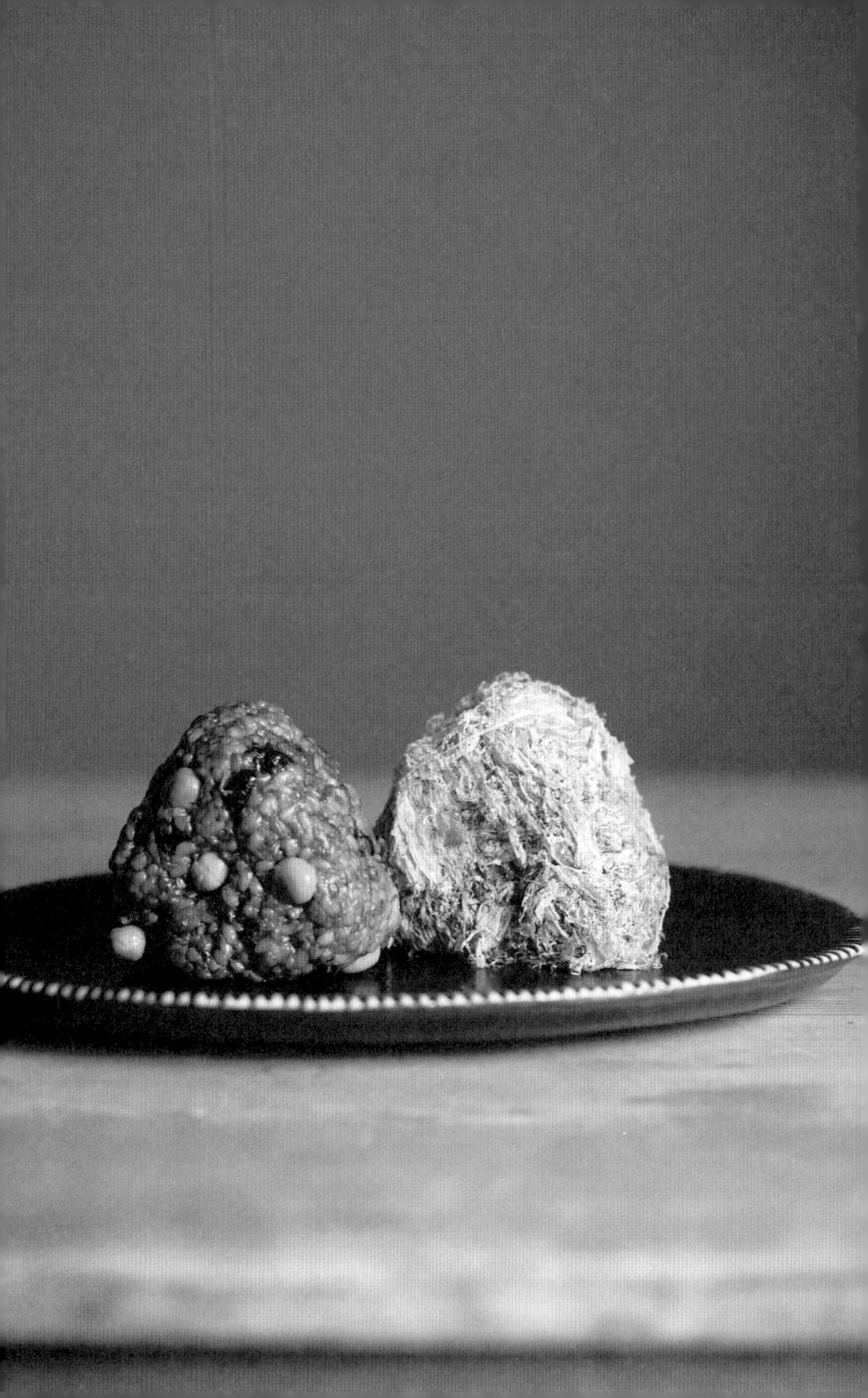

タンパク質をしっかり食べる

とくに意識しているのは、良質のタンパク質をしっかり食べること。夕食はお肉と魚を交互に。豆類だけの日もある。そして野菜もたっぷり。

タンパク質は、私たちの体にとって重要な栄養素。皮膚や毛髪、筋肉や臓器などを構成してくれたり、ホルモンを調節してくれる。とくに女性はタンパク質が不足しがちなので、意識的に食べたい栄養素の一つ。

厚生労働省による成人女性の一日のタンパク質摂取推奨量は50グラム。ちなみに、鶏もも肉100グラムに含まれるタンパク質量は、たったの約25グラム。50グラム摂るために、鶏もも肉を200グラムも食べるのは至難の業。不足分は、豆腐や豆類など、植物性タンパク質や、野菜などで補う必要がある。そして、一度に消化吸収できるタンパク質の量（約20グラム）はある程度決まっていて、たくさん食べればいいということではない。

一般的に、良質のタンパク質と呼ばれるものは、アミノ酸がバランスよく含まれているタンパク質食材のことを言う。高野豆腐、カツオ、牛・豚の赤身、鶏むね・もも肉、アジ、サバ、納豆、チーズ、鶏卵など。タンパク質が欠乏すると、代謝や体力の低下はもちろん、免疫力の低下にもつながるから、意識して摂るように心がけている。ただし、動物性タンパク質は脂質も多く含まれているものもあるため、私は低脂肪・高タンパク質で、栄養価が高いものを選んでいる。後ほど紹介する「鹿肉」など、赤身肉がメイン。赤身肉は貧血予防にもなる。

ただし、牛肉は家では控えている。なぜなら、牛の飼育は地球環境に負荷をかけると言われているから。外食では食べても、なるべく家では食べないようにしている。食べるのであれば、グラスフェッド（牧草飼育）やSDGsな飼育をしているところから、「お取り寄せ」をして食べる。世界の一部では、「地球温暖化防止のために、牛肉や牛乳を食べたり飲んだりしない」という運動が広がっている。なんと牛の胃腸から排出されるメタンの量は、地球上の温室効果ガスの約4％を占めるという。

他に、夕食は炭水化物を控えている。夜は日中に比べて活動量が少なく消費できるエネルギーが少ないから。そのぶん、好きなタンパク質や野菜類を好みの味でつくって食べる時間を心から楽しんでいる。これが満足感を得る秘訣。

週二回は豆中心のベジタリアンデー

最近、週二回のベジタリアンデーを設けた。主に、お肉や魚などの動物性タンパク質を、豆類の植物性タンパク質に替えている。

ベジタリアンデーを設けた理由は、お肉の替わりに豆類を食べた翌日は、体が軽く、ラクに感じたからということと、環境問題を考えてのこと。

豆類は消化・吸収に時間がかかりすぎず、胃にやさしい。しかも栄養価も高い。私のように週二回とはいかなくても、疲れが溜まっていたらベジタリアンデーを取り入れると、体に負担をかけず、しっかり栄養を摂れるのでおすすめ。

私が選ぶ豆類は国産で無農薬、使う種類は用途によっていろいろ。使いやすいのは、大豆、青大豆、とら豆、白インゲン豆、黒豆、黒千石大豆、金時豆、ひよこ豆など。豆はたくさんの種類があるので、いろいろ試してみるのも楽しい。栄養価の高い大豆タンパクとして、高野豆腐も忘れてはいけない。高野豆腐に関しては、日本の伝統食品と言っていいだろう。好き嫌いが分かれそうだが、タンパク質量は鶏もも肉の約2倍。絹ごし豆腐の約10倍。カルシウムや鉄分、大豆イソフラボンなど栄養成分もたっぷり。使いやすくカットした高野豆腐も売っているから、お肉や魚の代用品として、いろいろな料理に活用できる。

そして忘れてはいけないのが、最近の代替ミートの進化だ。今では味も美味しく肉と変わらない食感の高度なものまで、たくさん出てきた。将来的にこういった代替ミートが、日常的に食卓に並ぶことも、ありえるだろうと思う。

仕事で帰宅が遅くなり、疲れてちょっとラクしたいときは、オーガニックの野菜スープ屋さんから取り寄せて冷凍ストックしてある野菜スープをレンジでチンしたり、ＵｂｅｒＥａｔｓしちゃおうって日もある。でも食べ終わったあと（もちろん美味しかったけれど）「やっぱり、自分でつくったほうがよかったな」と後悔することもある。配送にまつわるプラスチックごみも出て罪悪感を感じたり。だったら、何かかんたんにつくれるものを、つくったほうがよかったかな、とも。でも、ほんとうに忙しい日や疲れたときは、宅配に頼ることで助けられている。すべては、自分の心と体の求めるもののバランスによって成り立っているのだ。

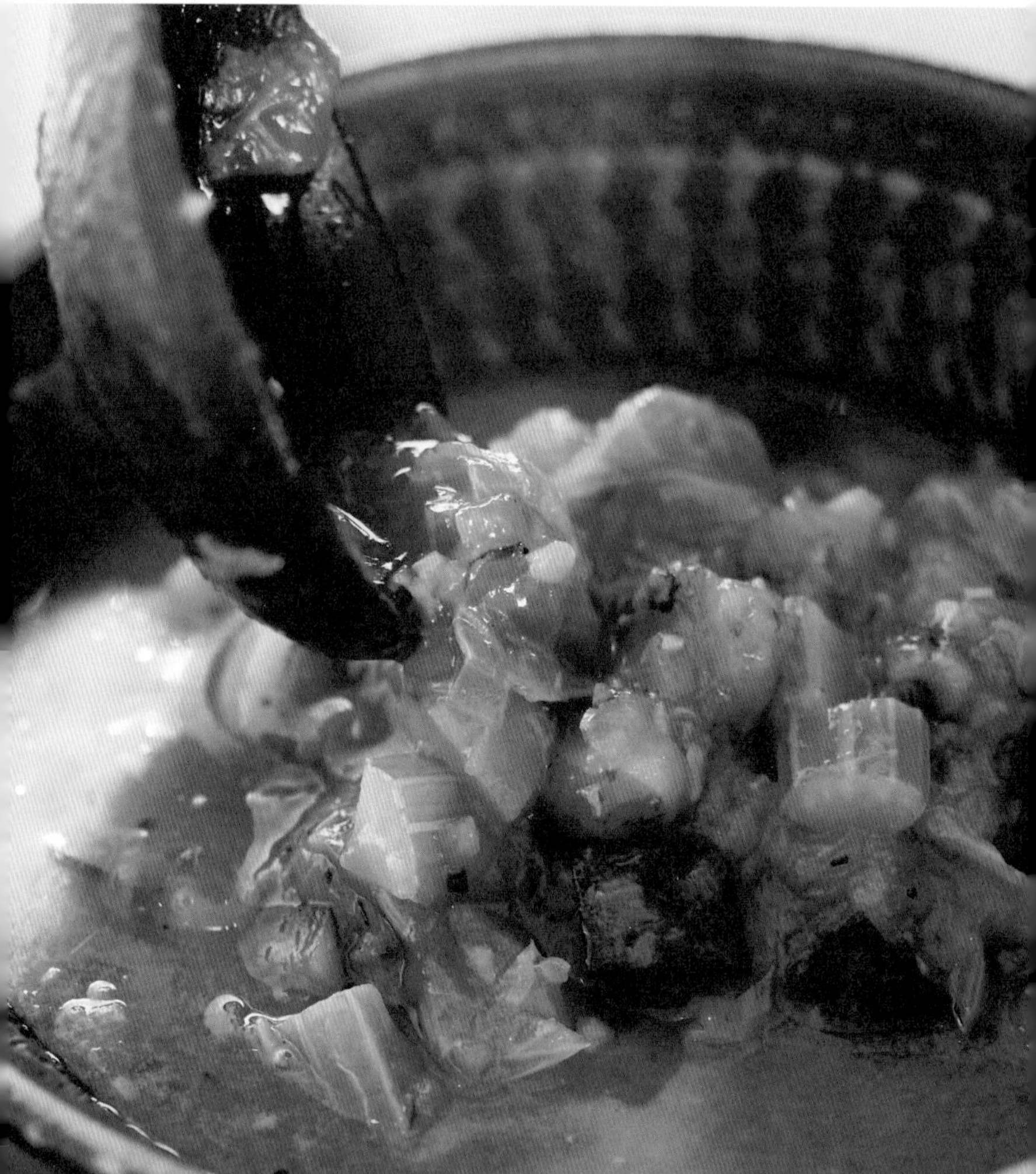

豆スープ

体にやさしいスープ。栄養が体にじんわり沁み渡る

〈材料　4人分〉

とら豆（固めに茹でたもの）
　170g ＊お豆の種類はお好みで
豆の茹で汁　500cc
玉ねぎ　1個
にんにく　2片
セロリ　1本
ズッキーニ　1本
トマト　1個
キャベツ　3枚
ローリエ　2枚
オレガノ（ドライ）　小さじ1
醤油　小さじ2
塩、こしょう　各適量
グレープシードオイル　大さじ1

〈つくり方〉

❶玉ねぎ、にんにくはみじん切りにする。セロリ、ズッキーニは約1㎝角に切る。トマトは約1.5㎝角に切る。キャベツは小さめの一口大に切る。
❷鍋を熱してグレープシードオイルをひき、玉ねぎ、にんにくを中火でしんなりするまでよく炒める。セロリ、ズッキーニ、トマト、キャベツを入れて炒める。
❸油が回ったら、豆の茹で汁、とら豆、ローリエ、オレガノを加えて強火にかけ、沸いてきたら弱火にして、たまに混ぜながら30分煮る。醤油を加えて混ぜ、味をみながら塩、こしょうでととのえる。※私は豆スープが余ったら、翌日、2分短く茹でたショートパスタを入れて、5分煮込んでスープパスタにする。

〈とら豆の茹で方　つくりやすい分量〉

材料：とら豆300g　水適量　塩小さじ1/2
つくり方：とら豆はたっぷりの水に一晩漬ける。鍋にとら豆を漬け汁ごと入れて中火にかける。沸いてきたらアクを取って弱火にし、40分（私は固めが好みだから25分）くらい茹でる。とら豆がお湯から出ないように、水分が少なくなったら随時足す。好みの固さになったらザルにあげて茹で汁をきり（茹で汁はとっておく）、塩を振って混ぜる。※私はとら豆を冷凍保存して様々な料理に活用したり、栄養価の高い茹で汁も冷凍してカレーや煮込み料理に使う。

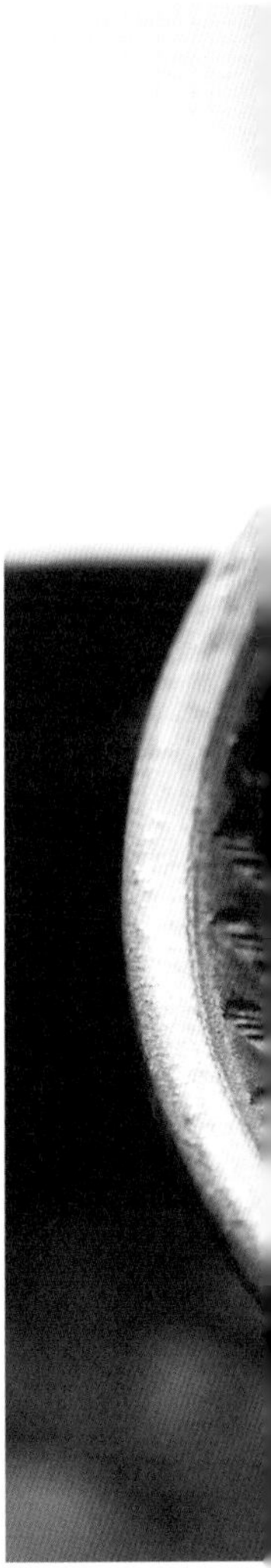

茹でたて大豆のおかか&梅和え

茹でたての大豆の食感と梅の酸味がクセになる

〈材料　2人分〉

大豆（茹でたもの。茹でたてではなくても可）　100g
かつお節（ソフトパック）　大さじ1と1/2
出汁　大さじ1
醤油　小さじ1/2～1
梅干し　1個

〈つくり方〉

❶梅干しは種を取り除き、みじん切りにしてボウルに入れる。
❷その他の材料と茹でたて大豆を熱いうちに加えて和える。梅干しの塩分はマチマチなので味見をしながら醤油を加える。

〈大豆の茹で方　つくりやすい分量〉

材料：大豆300g　水適宜　塩小さじ1/2
茹で方：大豆はたっぷりの水に一晩漬ける。鍋に大豆を漬け汁ごと入れて中火にかける。沸いてきたらアクを取って弱火にし、60分くらい茹でる（私は固めが好みだから20分くらい）。好みの固さに茹でたらザルにあげて茹で汁をきり、塩を振る。大豆も冷凍保存しておくと便利。

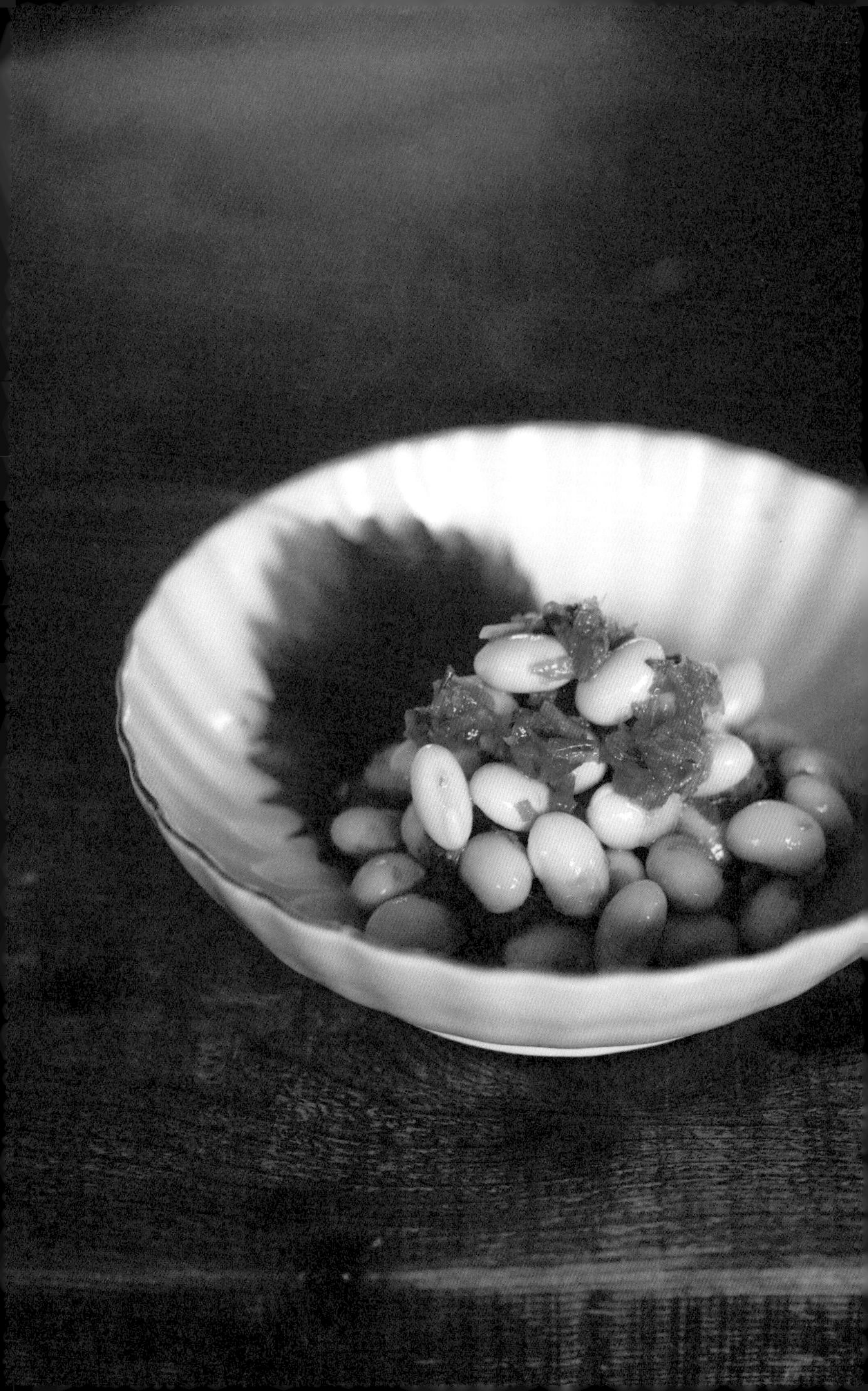

豆のラタトゥイユ

栄養価の高い「とら豆」と彩り野菜で満足度アップ！

〈材料　つくりやすい分量　※STAUB使用〉

とら豆（固めに茹でたもの）
　150g ＊お豆の種類はお好みで
にんにく　1片
玉ねぎ　1/2個
にんじん　小1本（150g）
セロリ　1本
赤パプリカ　1個
ナス　2個
ズッキーニ　1本
オリーブオイル　大さじ2

A
　トマトピューレ　200g
　豆の茹で汁　100～150cc
　野菜ブイヨン（粉末）、塩
　　各小さじ1
レモン汁　大さじ1
塩、こしょう　各適量

〈つくり方〉

❶玉ねぎ、ナス、パプリカは約2㎝角に切る。セロリ、にんじん、ズッキーニは約1.5㎝角に切る。にんにく、パセリはみじん切りにする。
❷鍋を熱してオリーブオイルをひき、にんにくを香りが出るまで炒める。玉ねぎ、にんじん、セロリを加えて中火でよく炒める。しんなりしたら、パプリカ、ナス、ズッキーニを入れ、全体に油が回ったらAを加えて蓋をして、鍋から湯気が出たら弱火で15分煮る。
❸とら豆を加えて、さらに5分煮る。
❹レモン汁を加えて混ぜ、味をみながら塩、こしょうでととのえる。火を止めて蓋をしてそのまま5分蒸らす。器に盛り付ける。※お好みでパセリのみじん切りを散らしたり、ライ麦パンなどを添えて。多めにつくり、翌日オムレツにかけても美味しい。

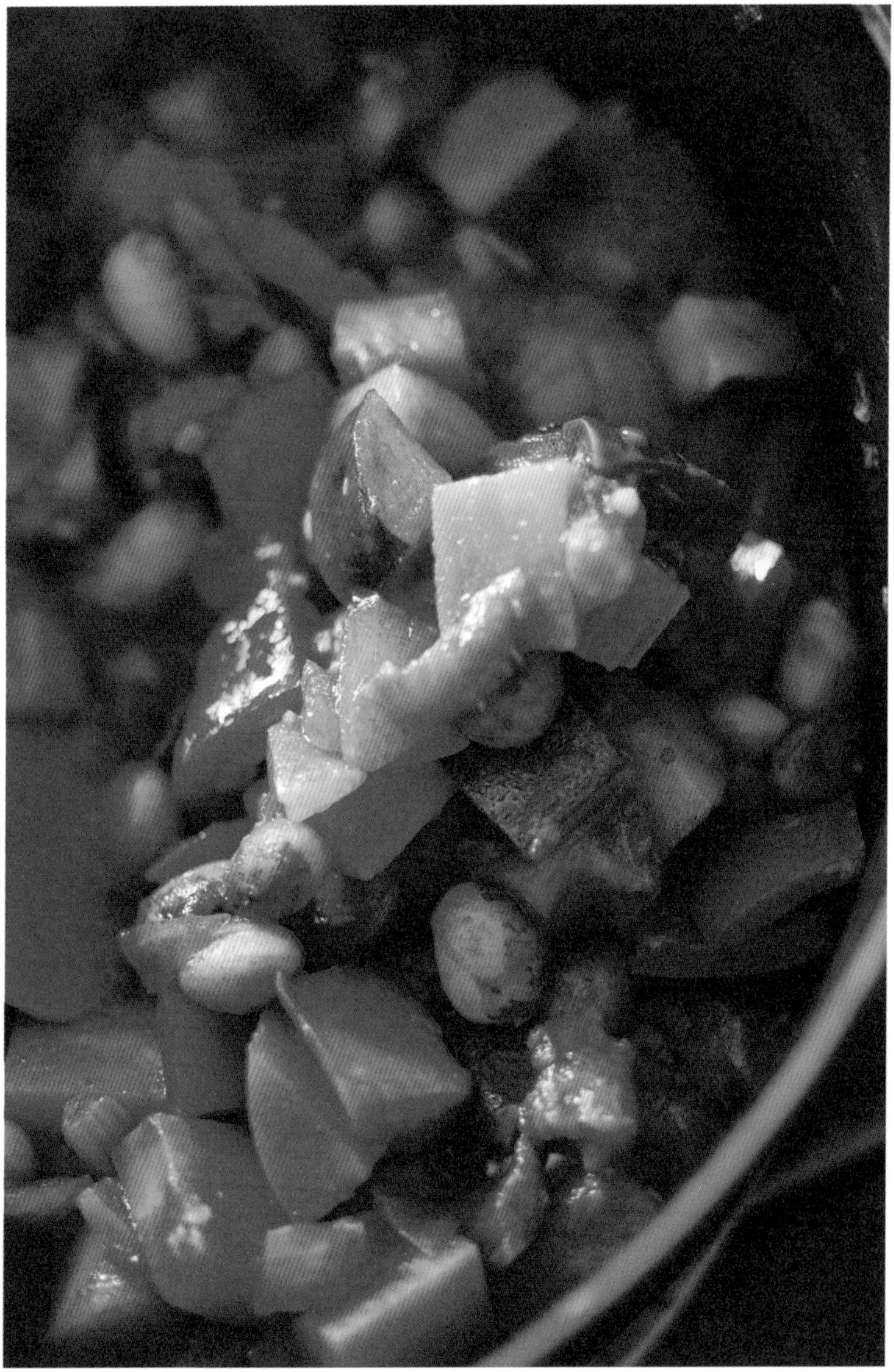

豆キッシュ

私のキッシュはバターも生クリームも豆製品でヘルシー

〈材料　4人分〉

とら豆（固めに茹でたもの）　150g
　＊お豆の種類はお好みで
ブロッコリー　1/2個
鹿ひき肉　100g
　＊鹿肉が苦手な人は、鶏肉や豚肉でもOK。
　　鹿肉にするとワイルドなコクがプラスされて美味しい
玉ねぎ　1/2個
豆乳クリームバター　10g
塩、こしょう　各少々
チーズ（ヴィーガン）80g
A
　卵　3個
　豆乳　100cc
　豆乳クリーム　100cc
　塩　小さじ1/3
　ナツメグ、こしょう　各少々

〈つくり方〉

❶ブロッコリーを小房に切り分け、塩少々（分量外）を加えた湯で固めに茹でる。玉ねぎは横薄切りにする。
❷Aの卵は溶き、その他の材料と合わせて混ぜておく。
❸フライパンを熱して豆乳クリームバターを溶かし、玉ねぎを加えて中火でよく炒める。しんなりしたら、鹿ひき肉を加えてほぐしながら炒め、色が変わったら、とら豆を加えて炒め合わせる。味をみながら塩、こしょうでととのえる。
❹20×25㎝くらいの耐熱容器に③、ブロッコリーを入れ、チーズを全体に散らし、②を流し入れる。
❺200度に温めたオーブンで25分焼く。

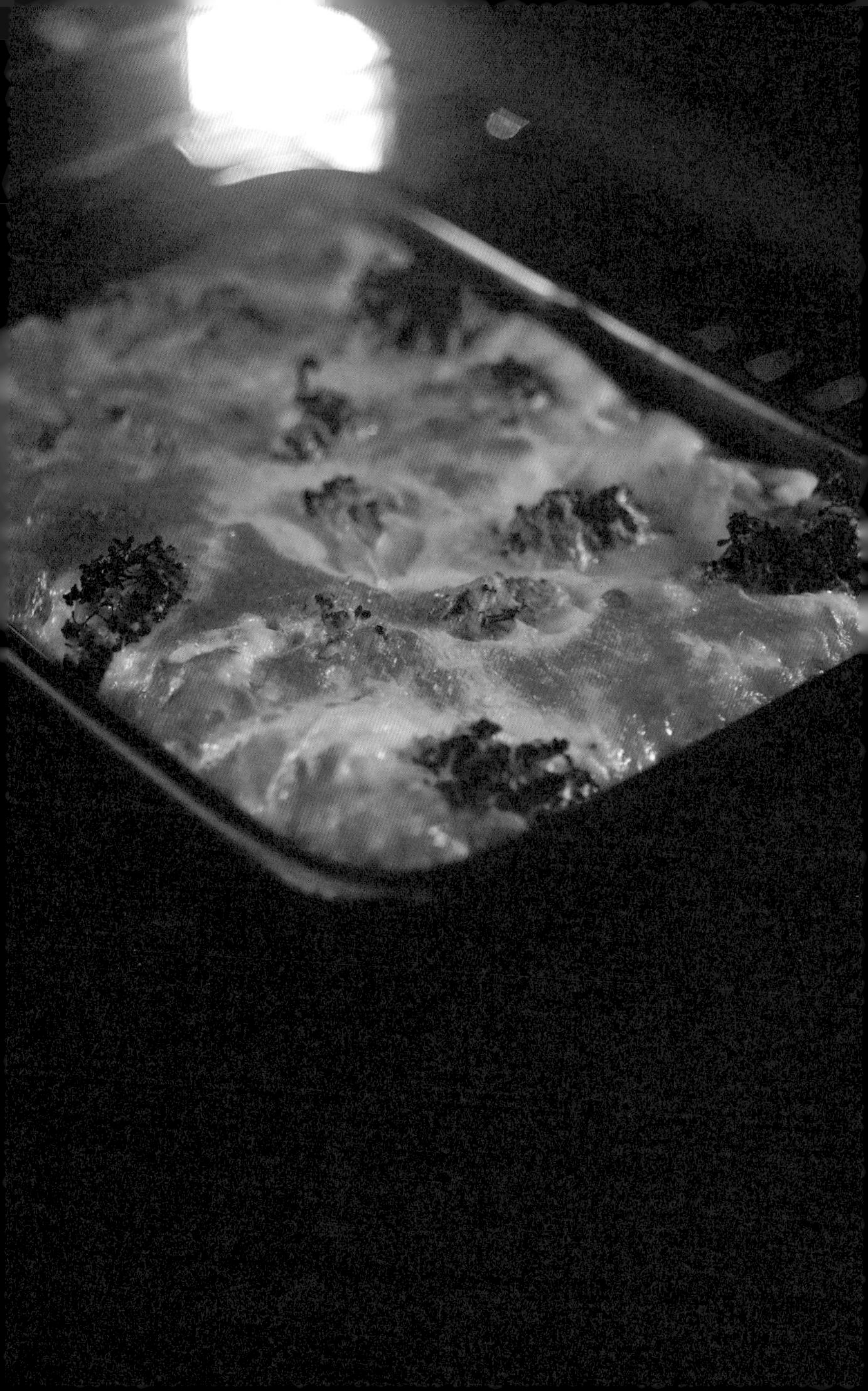

とくに「鹿肉」が好き！

私はジビエが大好物。ジビエとは、狩猟で捕獲した野生鳥獣のお肉や料理のこと。日本では鹿やイノシシが代表的で、その他にも野ウサギ、カモ、キジなどもジビエ。旬の時期は冬季に限らず個体差や地域によって様々。

赤身肉のジビエは低脂肪で高タンパク質。

とくに私は鹿肉が大好き。味はさっぱりしていながら濃厚で、食感はジューシー。やみつきになる。我が家の冷凍庫には鹿肉がいっぱい。

以前、鹿肉を生姜焼き弁当にして職場に持っていったら、マネージャーさんから恐る恐る「鹿肉ってどんな味なの？」って聞かれ、一口あげると「美味しい！　どこで買えるの？　レシピ教えて！」とめちゃくちゃ盛り上がった。

私はＳＤＧｓのことも考えて、駆除目的で捕獲された鹿肉を「お取り寄せ」している。利用している業者さんの鹿肉は新鮮で、捕獲方法、さばき方、血抜きなどがすばらしく、野生獣ならではの臭みもなく、クセになるほど美味しい。

鹿肉は他の食肉と比べて栄養価も高く、しかもヘルシー。とくに鉄分が豊富で、女性にとって強い味方だ。鉄分含有量は牛肉の約2倍。脂質も他の食肉と比べて低く、牛肉の約6分の1。お肉でありながら青魚に含まれるＤＨＡ（ドコサヘキサエン酸）が含まれ、中性脂肪を減少させる働きも期待できる。

現在、農林水産省がジビエを推進していることもあり、鹿肉は通販などで手に入りやすくなった。国がジビエを推進する理由は、農村エリアで深刻化している鹿やイノシシなど野生鳥獣の被害対策としての捕獲数が年々増加しており、捕獲された野生鳥獣の肉をジビエ料理で有効活用し、地域活性化につなげるという取り組みになっているからだ。

本来であれば、人間と動物が共存できる環境が望ましいと思う。温暖化も関係し、動物の生活を人間が脅かしているのだから、人間の生活圏に動物が侵入してくるのも仕方のないことなのかもしれない。

人間が快適に暮らすために奪われた命、それをムダにせず、積極的に美味しく食べることで、報いていきたい。

鹿肉のしぐれ煮

「鹿肉」をシンプルに味わうのが私流。生姜焼きにしても美味しい

〈材料　2、3人分〉

鹿肉スライス　250g
生姜　1片
ごぼう　1/2本（120g）
グレープシードオイル　大さじ1
砂糖　大さじ2
A
酒　大さじ4
みりん　大さじ1
醤油、めんつゆ（2倍濃縮）　各大さじ1と1/2
山椒の芽（お好みで）　適量

〈つくり方〉

❶ごぼうはささがきに。生姜は千切りにする。
❷鍋にグレープシードオイルをひき、生姜を炒める。香りが出てきたら、ごぼう、鹿肉を加えて中火で炒める。肉の色が変わったら砂糖を加えて炒める。
❸なじんだらAを加えて汁気がなくなるまで弱めの中火で7、8分。たまに混ぜながら、炒め煮する。器によそって、山椒の芽をのせる。

＊ごぼうは水に浸すとポリフェノールが出てしまうので、水には浸さないように。

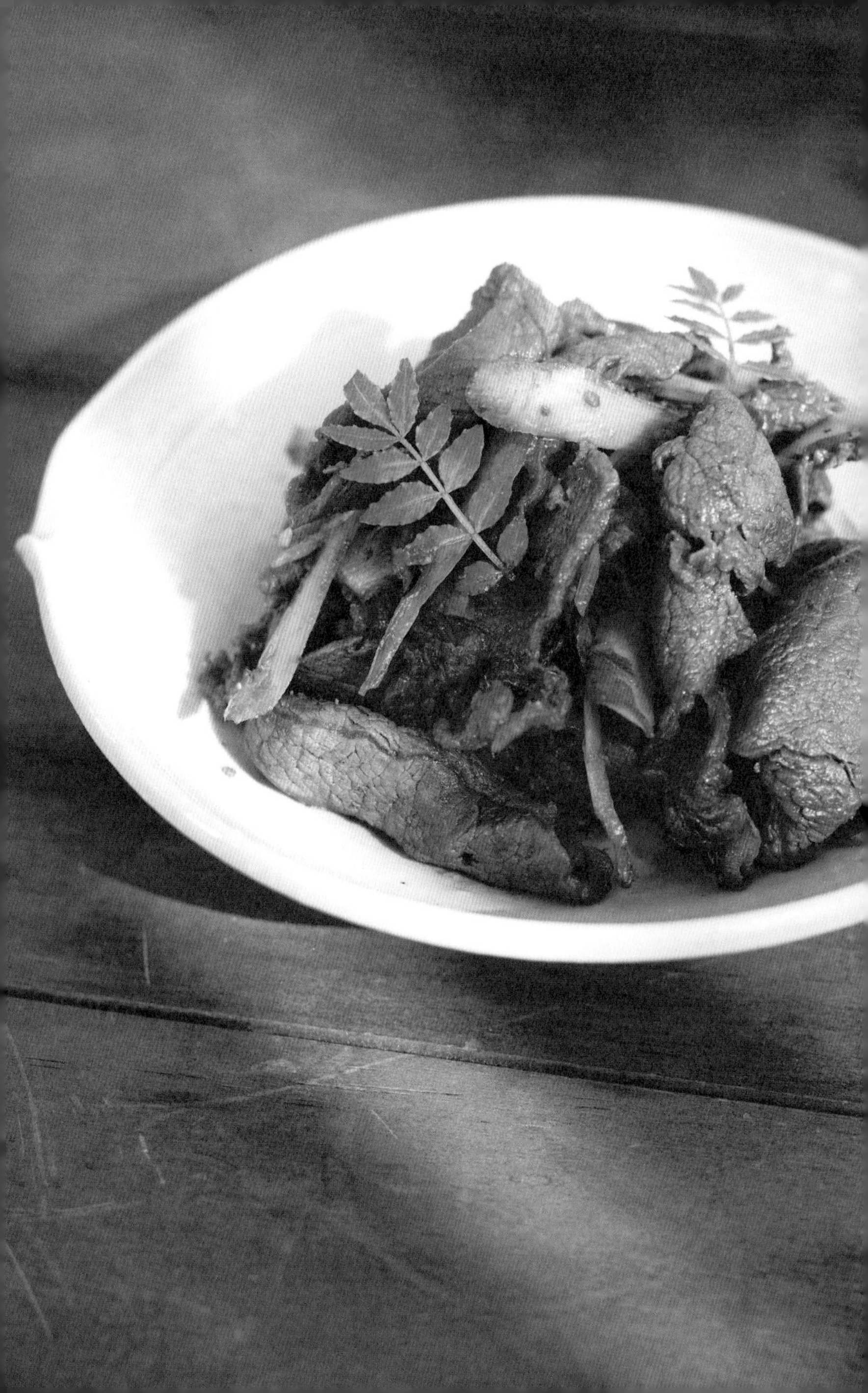

鹿肉ハンバーグのビーツ煮込み

「食べる血液」と呼ばれるビーツは、鹿肉と最強コンビ

〈材料　2人分〉

鹿肉ハンバーグ

鹿ひき肉　300g
玉ねぎ　大1/2個
卵　1個
塩麹　大さじ1
ナツメグ　小さじ1/2
こしょう　適量

ビーツソース

ビーツ（生）　1個（200g）
にんにく　1片
玉ねぎ　大1/2個
白ワイン　80ml
水　450cc

オリーブオイル　大さじ1と1/2
塩、クレソン、サワークリーム、こしょう　各適量

〈つくり方〉

❶鹿肉ハンバーグの玉ねぎはみじん切りにする。ビーツソースのにんにく、玉ねぎはみじん切りにし、ビーツは皮をむいて約1.5㎝角に切る。
❷ビーツソースをつくる。フライパンにオリーブオイル大さじ1を足し、にんにく、玉ねぎを中火でよく炒める。しんなりしたらビーツを加えて炒める。油が回ったら白ワイン、水、塩小さじ1/3を加える。沸いてきたらアクを取って、蓋をして弱めの中火で30分煮る。
❸鹿肉ハンバーグをつくる。ボウルにすべての材料を合わせてよく混ぜ、4等分に分ける。手に水少々をつけながら、厚さ2㎝の丸形に成形する（肉だねがゆるくても大丈夫）。
❹別のフライパンを熱してオリーブオイル大さじ1/2をひき、③を並べて強火で焼く。焼き目がついたら裏返して両面に焼き目をつけ、いったん取り出す（中に火が通っていなくてよい）。
❺②のビーツに竹串がスーッと通ったら味をみて、薄ければ塩でととのえる。④を加え、蓋をして弱火で10分煮る。途中ハンバーグを返してソースをからめながら煮る。
❻器によそってサワークリームをのせ、こしょうを振り、クレソンを添える。

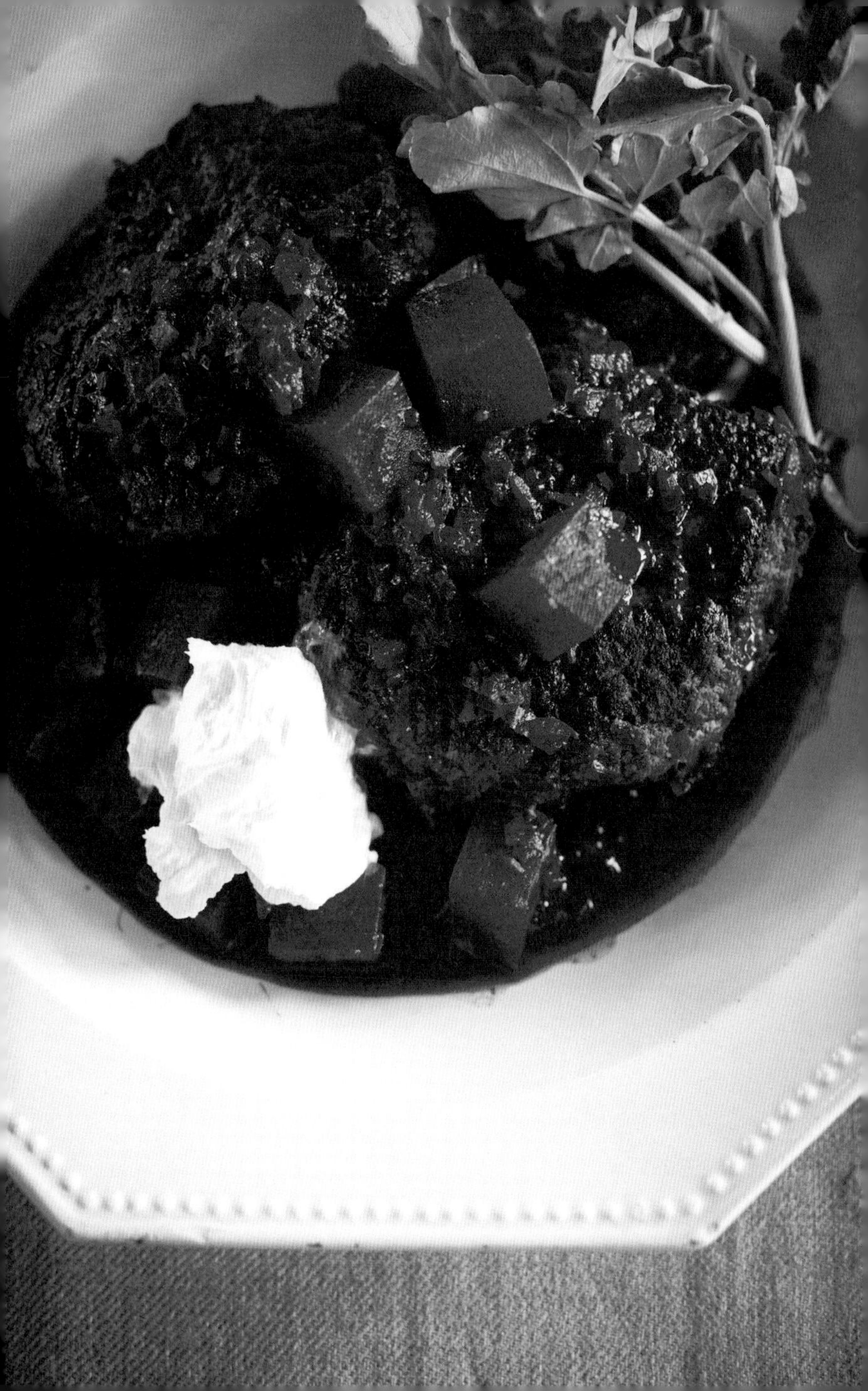

ソイプロテインでタンパク質不足を補う

ふだんの食事でタンパク質を十分に摂ることが難しいときや、タンパク質不足を感じるときに、プロテインなら手軽にタンパク質を補うことができるので、積極的に取り入れている。

数年前の私は、タンパク質はもちろんのこと、バランスの良い食事を心がけていたにもかかわらず、爪が割れるなどタンパク質不足によって起こりがちな症状に悩んでいたのだが、アスリートなどトレーニング習慣のある人は、体重1kgあたり、1・2～2・0グラムのタンパク質摂取が必要であることを知り、腑に落ちたのだ。私のように筋トレなどトレーニング習慣のある女性が体重55kgだとしたら、厚生労働省が推奨する一日のタンパク質摂取量50グラムでは足りない。タンパク質はもっと摂るべきだったのだ。

プロテインを意識してしっかり摂るようになってから、悩みの爪の症状は改善され、以前に比べると髪にハリも出てきた。

今私が飲んでいるプロテインは植物性タンパクのソイプロテイン。吸収はゆるやかで、腹持ちもいい。ベースとなる原料の大豆に含まれる大豆イソフラボンは、女性ホルモンに似た働きをすると言われ、他にも脂質代謝を促進するなど、女性にとってうれしいことばかりだ。

愛飲しているのは、二種類の植物性ハイブリッド（混合）プロテイン。

一つは、「オーガニックプロテイン　カカオ&メープル」（ノバスコシアオーガニックス）。発芽玄米、えんどう豆、チアシードなどを組み合わせた100%オーガニックのもの。カカオの風味とメープルの甘さがデザート感覚で楽しめる。

もう一つは、「有栖川プロテイン」（有栖川整形外科）。美容や再生医療の第一線で活躍する医師らが共同開発した、非遺伝子組み換えの大豆をベースに、カルシウム、マグネシウム、ビタミンDなど多くの美容成分が配合されたもの。

これらはサラッとしていて飲みやすい。アーモンドミルクで割って飲むのが私の定番。アーモンドミルクは抗酸化物質であるビタミンEも豊富だ。

食べすぎた次の日など、一食をソイプロテインに置き換えるのもおすすめ。

私がプロテインを飲むタイミング

私の場合、プロテインを飲むタイミングは、主にトレーニング後30分以内。トレーニングにより傷ついた筋肉細胞は、タンパク質によって修復されるのだが、そのタンパク同化作用（体内のアミノ酸がタンパク質へ変わり、筋肉を形成する作用）は、運動後30～45分後までがピークだから。

人によっては運動1時間前に飲む人もいるので、そこはお好みで。

もちろん筋トレ後の他にも、プロテインはお腹も満たされるから、おやつ代わりにしたり、一食を置き換えたりするけれど、プロテインでもなんでも摂りすぎてはいけない。過剰摂取したタンパク質は、脂肪に変換されることになる。人間が消化吸収できる許容量には限界があるので、何ごともほどほどに。

タンパク質とブロッコリーは最強コンビ

ブロッコリーは、筋トレ習慣のある人の最強の味方として注目されてきたが、私もブロッコリーは好んで食べている。

ブロッコリーに含まれるビタミンCは、なんとレモンの約3倍。タンパク質とともにビタミンCを摂ると、栄養の吸収率が高くなると言われているから、筋トレ習慣のある人が好むのもわかる。

ブロッコリーにはビタミンCの他にも、女性の美と健康に欠かせない、ビタミンAやK、葉酸、カリウム、食物繊維も豊富。ブロッコリーは万能だ。

私はブロッコリーを固めにボイルしたり、グリルしたりして、お肉や魚料理の付け合わせにしたり、みじん切りにして生クリームなどと和えて、ブロッコリーソースにしたり、一株丸ごと使い切る。

タンパク質とブロッコリーは、美を叶える最強コンビなのだ。

代替ごはんで美のバージョンアップ

私にとっての代替ごはんとは、食べたいものを我慢して、カロリーの低い食材などに替えるというものではない。より効率よく、栄養を摂れる食材へ置き換えるのが私にとっての代替ごはん。たとえば、次のような食材に替えれば一挙両得。

白米の替わりに「酵素玄米」

白米の替わりに、栄養価が高く血糖値の上昇もゆるやかな低ＧＩ食品「酵素玄米」に替える。白米は美味しいけれど、栄養価の高い表皮「ぬか」の部分を精製し取り除いている。血糖値も上がりやすい。

パスタの替わりに「豆麺」

パスタ料理が食べたくなったらパスタの替わりに「豆麺」を使う。一般的なパスタは糖質も高いので控えているが、豆麺なら糖質もそこまで気にならない。糖質が低いものなら「全粒粉パスタ」もあるけれど、せっかくなら豆麺のようにタンパク質もしっかり摂れるものを選びたい。私は黄えんどう豆100％でつくられた豆麺「ZENBヌードル」（ZENB JAPAN）を使用。豆のうす皮までまるごと使い、食物繊維も豊富。しかもグルテンフリー。参考までに、パスタとの比較は次のとおり（100グラム中）。

通常のパスタ　糖質約69グラム
全粒粉パスタ　糖質約57グラム
豆麺　糖質約50グラム

中華麺・米麺の替わりに「豆干絲」

タイ料理のパッタイ（タイの焼きそば）が食べたくなったら、米麺の替わりに、干した豆腐の麺「豆干絲《トーカンスー》」（おとうふ工房いしかわ）を使用している。焼きそばの麺の替わりに使ったり、サラダにしたり、スープに入れても美味しい。低糖質で高タンパク。台湾では炒めものやサラダの具などで使用されている。私がつくる「豆干絲のパッタイ」（64ページ）は、お肉や野菜もたっぷり入ったバランス食。

お米の替わりに「カリフラワーライス」

他にも、タイカレーが食べたくなったら、タイ米の替わりに「カリフラワーライス」を使用している。カリフラワーは栄養価が高くビタミンCはキャベツの2倍。白米やタイ米に比べ低糖質。カリフラワーライスのつくり方はとてもかんたん（66ページ）。私は市販の「冷凍カリフラワーライス」を常備しているのだが、それも電子レンジでチンするだけ。

パンの替わりに「プンパーニッケル」

パンを食べるならライ麦１００％のパンを食べるようにしているが、今は「プンパーニッケル」にハマっている。これはドイツ発祥の伝統的なパン。ライ麦粉を乳酸発酵させ、１００度以上のオーブンで長時間焼いたもの。密度が高く、どっしりしていて、少し酸味がある。これも低ＧＩ食品。私は「メステマッハーオーガニック　プンパーニッケル」（メステマッハー）が好み。厚さ5ミリほどに切れているので、サンドイッチやオープンサンドにしたり、トーストしたりする。ホロホロした食感なので、サンドイッチにする場合は中身がゴツいものはおすすめしない。カッテージチーズを乗せたり、トーストして煮込み料理の付け合わせにしたりする。食べごたえがあるので、少量でも満腹感があり、おすすめ。

粉チーズの替わりに「ニュートリショナルイースト」

ヴィーガンの人たちの間では定番のもので、見た目は黄色いフレーク状。味は粉チーズとほぼ変わらない。これはサッカロマイセス・セレビシエという酵母を、サトウキビやてんさいからできる糖蜜で培養し、その後、乾燥加熱などの加工をして不活性化させたもの。美と健康に役立つビタミンB群の含有量も軒並み高く、カリウムが多く含まれている。さらに栄養強化タイプには、ヴィーガンの人たちが摂りにくい栄養素であるビタミンB_{12}(動物性食品に多く含まれる栄養素)や、葉酸も多く含まれている。高タンパク、脂質も糖質もゼロ。そしてグルテンフリー。お好みのパスタやサラダ、グラタンやオーブン料理にふりかけるのがおすすめ。

豆干絲《トーカンスー》のパッタイ

食感がやみつきになる栄養たっぷりの豆腐麺

〈材料　2人分〉

豆干絲　1袋（200g）
豚薄切り肉　150～200g
桜エビ　大さじ2
もやし　1袋
ニラ　1束
卵　2個
パクチー　2束
塩、こしょう　各少々
太白ごま油　大さじ1
ライム汁　大さじ2
A
酢、砂糖、ナンプラー　各大さじ2
鶏がらスープ（顆粒）　小さじ2
すりおろしにんにく　1/2片分

〈つくり方〉

❶ニラは約3cm長さに切り、豚肉は一口大に切る。Aは混ぜておく。
❷豆干絲は袋の表示どおりに下茹でし、水気をきる。
❸フライパンを熱してごま油大さじ1/2をひき、溶いた卵を入れる。菜箸で大きく混ぜながら半熟状の炒り卵にして取り出す。
❹フライパンにごま油大さじ1/2を足し、豚肉を炒める。色が変わったら塩、こしょうをして、もやしを加えて軽く炒める。豆干絲を加えて炒め合わせ、油が回ったらAを加えてさらに炒め合わせる。桜エビ、ニラ、炒り卵、ライム汁を加えてザッと炒め合わせる。
❺汁気がなくなってきたら器に盛り、刻んだパクチーを散らす。

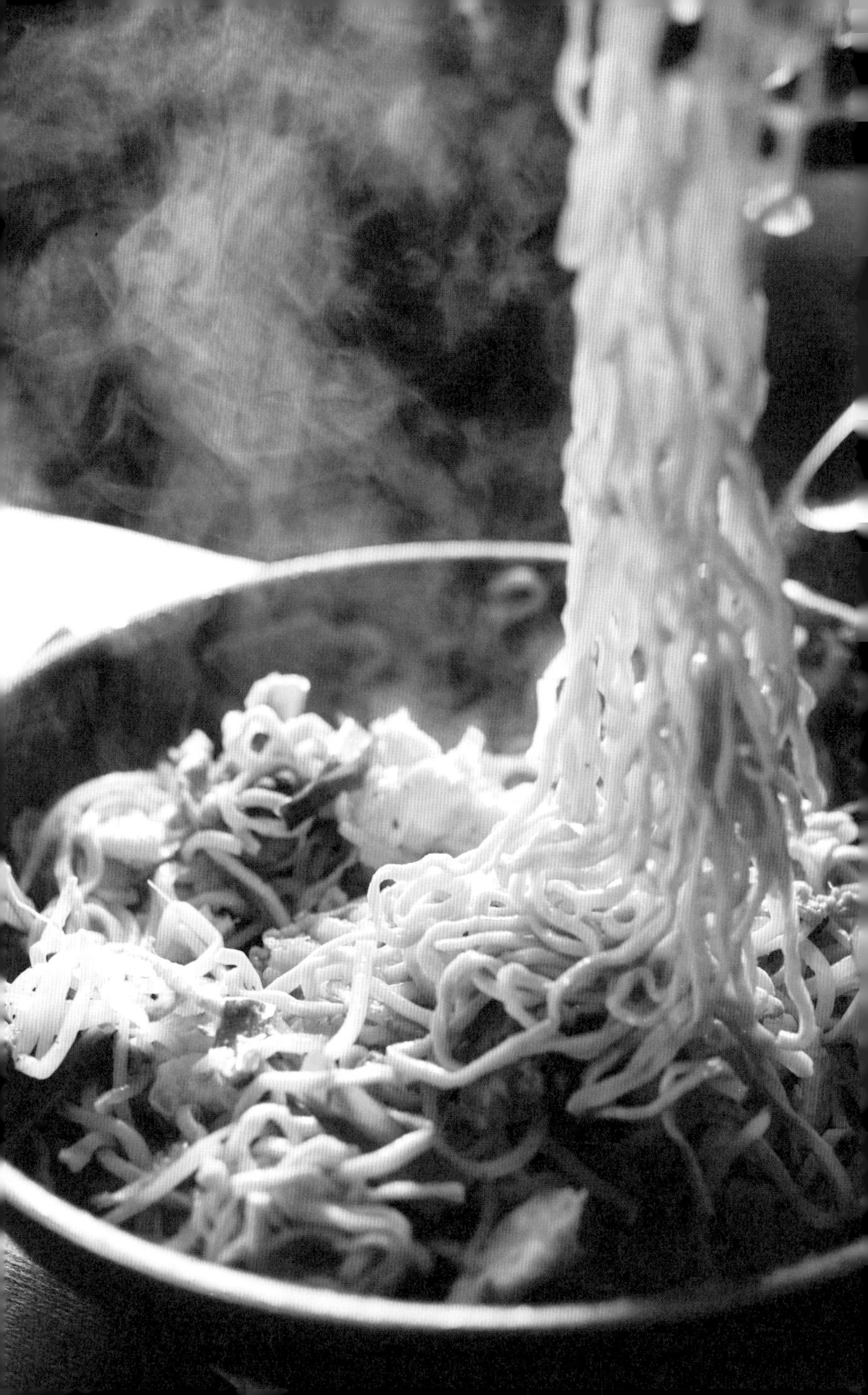

サバ缶のココナッツカレー&
カリフラワーライス

お米の替わりにカリフラワーライスでギルティフリー

〈材料　2、3人分〉

サバの水煮缶　2缶
玉ねぎ　1個（200g）
にんにく　1片
生姜　1片
A
　コリアンダー（パウダー）　小さじ1
　クミン（パウダー）　小さじ1
　チリペッパー（パウダー）　小さじ1/2
　ターメリック（パウダー）　小さじ1/2
B
　ココナッツミルク　100cc
　レモン汁　大さじ1
　砂糖　小さじ1
塩　小さじ1/2～1
グレープシードオイル　大さじ1
好みでライムやハーブ　各適量
市販の冷凍カリフラワーライス　2、3人分
　＊手づくりする場合は末尾参照

〈つくり方〉

❶玉ねぎは縦薄切りにし、にんにく、生姜はみじん切りにする。
❷鍋にグレープシードオイルをひいて、にんにく、生姜、玉ねぎを中火で10分よく炒める。きつね色になってきたら、Aを加えて炒める。なじんだらサバ缶を汁ごと加え、木べらで軽くほぐす。Bを加え、蓋をして5分ほど、たまに混ぜながら煮る。味をみながら塩でととのえる。
❸冷凍カリフラワーライスを電子レンジで加熱し、器に盛って②をかけ、好みでハーブやライムを添える。

〈カリフラワーライスをつくるなら〉

カリフラワーの茎を切り落として小房に分け、フードプロセッサーでごはん粒大にカットしたら、電子レンジで5分加熱。

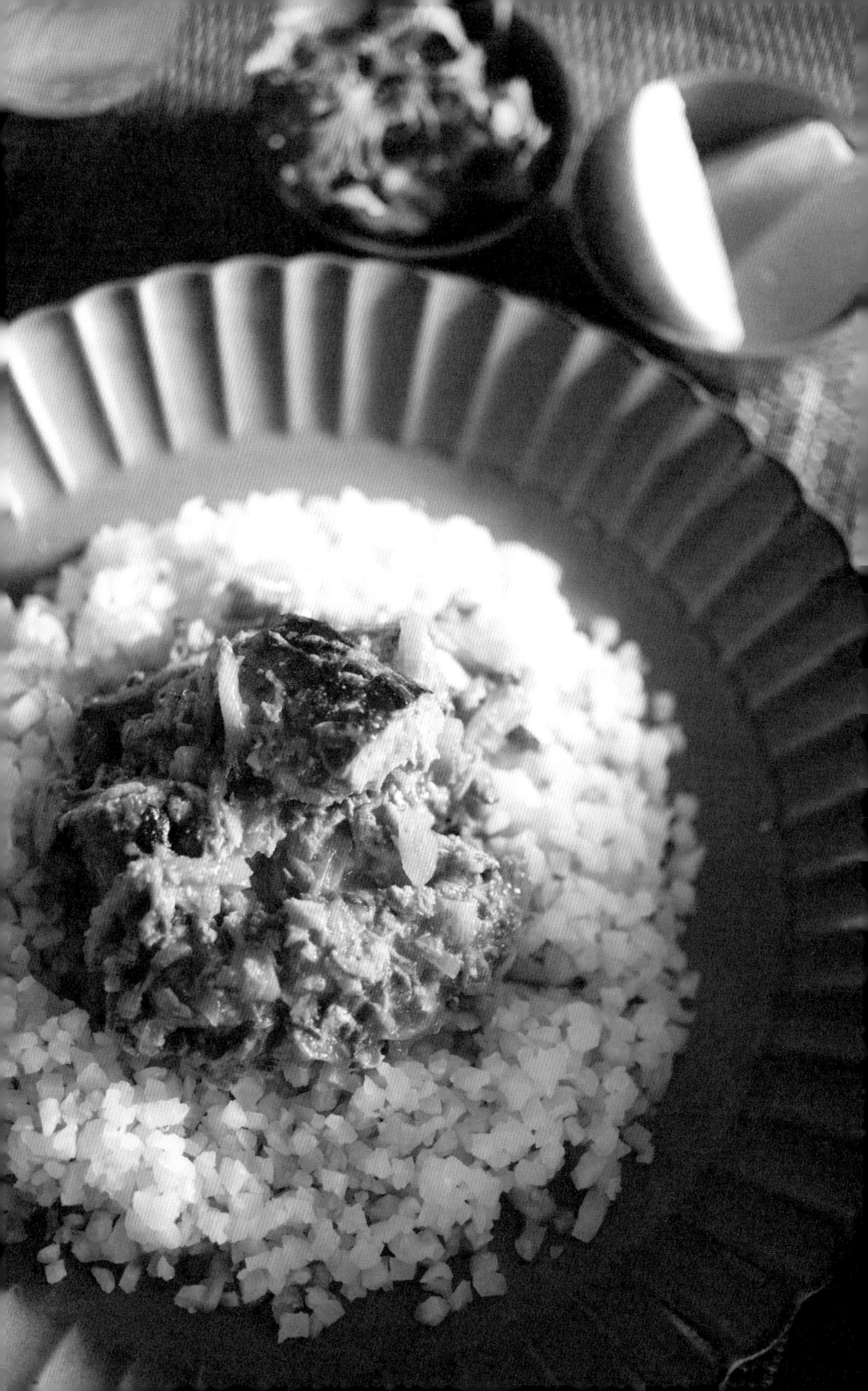

もっと食べたい欲求に勝つ方法

私は腹八分目が基本。モデルという職業を生業としている限り、食べる量はある程度制限している。すっかり習慣になっているから、物足りなさは感じない。でも、決してストイックになりすぎず、食べたいときは、体の声に逆らわずに食べている。

稀だが、ボリューミーなものを、お腹いっぱい食べたくなる。

そんな衝動的な食欲が湧いてきたら、明日へ先送りしようと決めている。なぜなら、だいたい翌日になれば食欲は消え失せているから。もちろん翌日食べる日もあるけれど、経験上、実現する確率は大体半々になるから、この作戦はとても効果的。〝うまいものは宵に食え〟とよく言うけれど、私は、〝うまいものこそ明日食え〟の精神。

そうは言っても、「どうしても、今食べたい！」と強く思うのであれば食べていいと思う。そんな日は、せっかく食べるのだから、罪悪感を持たずにおもいきり食べることを楽しんで！　いつも頑張っている自分へのごほうびとして。

食べすぎてしまったときのリカバリー方法

こんな私でも、休日や旅行、友人との食事などで、たらふく食べてしまうこともある。いや、たらふく食べたいのだ。旅行の場合だと、旅館の食事やご当地グルメなど、根っからの食いしん坊が前面に出てきて、数日間、何も考えずに食べたいものを食べてしまったりする。そうなると、体は重く不調にもなってしまうので、一～三日間、リカバリーする時間が必要になる。その方法をここでお話ししようと思うのだけれど、これは栄養の専門家ではない私独自のメニューであることを念頭に、読んでいただきたい。この期間、大事にしていることは、排出（デトックス）と胃腸のリカバリー。主に食べるものは、タンパク質として、お肉や魚ではなく豆腐。そして排出を促す野菜やきのこなどの食物繊維。

朝は、いつもどおり固形物は食べないが、必ずブルーグリーンアルジーを飲む。

昼食は、プロテイン（通常飲む量の半分）。そして、「塩麹ゆで卵」（78ページ）や

「醤油麹ゆで卵」（34ページ）を2個。卵はタンパク質、ミネラル、カルシウム、鉄分など栄養豊富で、アミノ酸スコアも高く、完全栄養食と言われている。野菜（きのこ類もあるとよい）を生、温、グリルなど、生の状態で両手いっぱいに乗るくらいの量。野菜は煮ることでかさが減り、たっぷり食べられるので、味噌汁やスープにするのもいい。間食するならナッツも油脂が含まれていて、腸内の滑りを良くしてくれる。そしてよく噛むことで胃腸の負担を減らす。

夕食は、豆腐一丁がメイン。栄養がたくさん摂れる酒粕入りの鍋や、シンプルに湯豆腐にする。湯豆腐にするなら「青唐辛子の三升漬け」（76ページ）をつけると、めちゃくちゃ美味しい。発酵食品は消化を助ける。

二日目になって、豆腐だけだと物足りないなと思ったときは、野菜やきのこでかさ増ししたり、食後にプロテイン（通常飲む量の半分）を飲んだりする。

デトックスで目指すのは、シンプルな食事。なるべく余計なものは体に入れず、排出を促していく。自分の便の様子が変わっていくのをチェックしてみて。

これが私のリカバリー方法。ただし強調して言わなければならないが、決して続けすぎてはいけない。この方法は続けて三日まで、ということを覚えていてほしい。

LESSON.

2

美肌をつくる食べ方

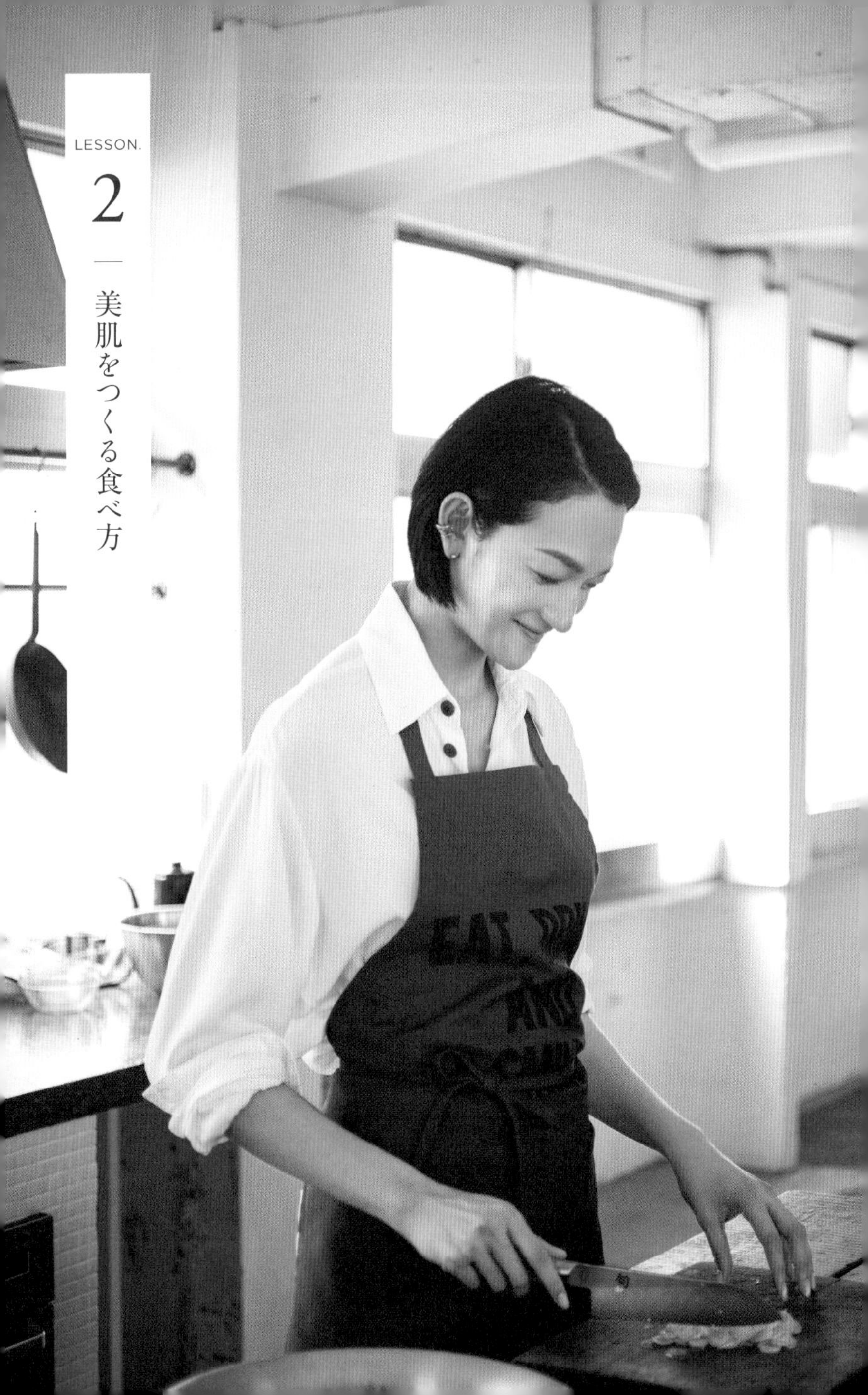

発酵食品は欠かせない

私は腸活に良いとされる発酵食品を意識して取り入れている。ぬか漬け、納豆、味噌、酒粕、手づくりの麹調味料や発酵生姜（76ページ）などの発酵食品が定番。腸内には約100兆個の細菌が存在するため、偏食は特定の腸内細菌だけにエサを与え続けることになり、腸内のバランスが崩れてしまうという。だから、食事は偏ることなく、バランス良く腸内細菌にエサを与えることが大事なのだ。

私の体質は腸が冷えたり、弱ったりすると、お腹を下したり、風邪をひきやすくなるので、腸の健康のためにも、発酵食は欠かせない存在。

そもそも発酵食とは、添加物を加えず、発酵微生物のみにより、天然の状態でつくられるもの。その発酵微生物が腸内をケアするというしくみ。発酵微生物は免疫細胞を増やすとも言われているから、風邪の予防や、健康づくりにも欠かせない。

私が毎日食べているぬか漬けに含まれる乳酸菌は、腸内環境を整えてくれる善玉菌を増やす働きがある。善玉菌のエサは、納豆に含まれる納豆菌など。他にも、醤油、酢、酒粕、チーズ、キムチなども発酵食品。発酵食品の中でも、とくに麹でつくる調味料を料理に活用している。私がよく使う「塩麹」は、塩と米麹でつくられる発酵食。たとえば、鶏もも肉を、塩麹に漬けて焼く「鶏もも肉の塩麹香草焼き」は、とてもかんたんで、食欲をそそる香りで旨みもたっぷりだ。

鶏もも肉の塩麹香草焼きのつくり方

〈材料〉
鶏もも肉1枚（皮に包丁で数ヵ所の穴を開けておくと焼いたときに皮が縮みにくい）
塩麹　大さじ3　　にんにくスライス　1片分
乾燥ローズマリー　少々　　ローリエ　2枚　　粗挽きこしょう　少々
〈つくり方〉
鶏もも肉に材料をまぶし、一晩〜三日ほど漬けて、ローリエを取り除き、フライパンで焼くだけ。

私は塩麹を煮物や炒め物、ハンバーグにも入れる。お米を炊くときに入れると、ふっくらと美味しくなる。お味噌汁に少量入れても、より旨みが出る。

麹菌を生きたまま体内に取り込むには、火を通さないのがベスト。手づくりのドレッシングに塩麹を使うと、より効果は得られる（78ページ上）。

最近よくつくるのが、新潟の郷土料理「塩麹納豆」。これは地元の人に教えてもらったもの。納豆に塩麹を混ぜて一晩おくと、納豆の味に深みが出て、ほんとうに美味しい。これを私なりにアレンジしている。

塩麹納豆のつくり方

〈材料〉

納豆　1パック（40グラム）

切干大根　20グラム（水でさっと洗い、絞ってから短めに切っておく）

茹でた黒千石大豆（なくても可）　1つかみ　ひじき　大さじ2（さっと洗う）

塩麹　大さじ1　八方だし（めんつゆ）　大さじ½　水　大さじ1

〈つくり方〉

納豆にすべての材料を混ぜて、一晩寝かせるだけ。

塩麹の他に、「醤油麹」もつくっておくと、醤油の替わりになる。醤油麹に刻んだにんにくを入れるとスタミナ醤油になって、これも美味しい。皮ごとすりおろした生姜を瓶詰にして2週間保存してつくる「発酵生姜」は生の生姜より味がまろやかになる。私は飲み物に入れたり、もちろん料理にも使う。他に、「こうじ水」「青唐辛子の三升漬け」（すべて76ページ）も私の定番。

他にも、我が家の定番常備菜「ビーツと赤玉ねぎの酢漬け」（96ページ）も発酵食。ビーツや赤玉ねぎは栄養素の宝庫であり、食物繊維も摂れる。食物繊維は腸管の動き（ぜん動運動）を活発にしてくれるから、毎朝のお通じも正常になる。

ちなみに紅茶も発酵食品。発酵茶とも言われている。

そして忘れてはならないのが、便のチェック。毎日の便の状態を知ることで、今の食生活が自分に合っているかわかる。硬いとき、やわらかすぎるときは、昨日何を食べたかを考えて改善する。いい状態のときも、何を食べたか覚えておくといい。

これはとても大事なことなので、やってみて。

私の手づくり発酵食品

美容にもいいし、育てるのも楽しい！

発酵生姜

〈材料　つくりやすい分量〉

生姜　300g

〈つくり方〉

❶生姜を皮ごとすりおろすのがポイント。煮沸消毒した瓶に入れ、蓋をする。

❷冷蔵庫で２週間保存（その間蓋は開けない）。

青唐辛子の三升漬け

〈材料　つくりやすい分量〉

青唐辛子　150g
生麹　150g
醤油　150g

〈つくり方〉

❶青唐辛子はヘタを取り、種ごとフードプロセッサーにかけてみじん切りにする（包丁でのみじん切りは刺激が強いので注意）。材料を混ぜ､煮沸消毒した瓶に詰める。

❷常温において、たまに混ぜながら１週間ほどで完成。冷蔵保存。ごはんに乗せてそのままいただいたり、豆腐、鍋料理などの薬味に。

こうじ水

〈材料　3日くらいで飲みきる分量〉

生麹　140g
水　700cc

〈つくり方〉

❶ガーゼ等で生麹を包み保存瓶に入れ（私は便利な「ハリオ」のボトルを使用）、水を注ぐ。

❷冷蔵庫で８時間くらいおくとできあがり。日が経つとすっぱくなるため３日で飲みきるくらいがいい。

醤油麹

〈材料　つくりやすい分量〉

醤油　300g
生麹　300g

〈つくり方〉

❶材料を混ぜ、容器に詰める。

❷常温におきながら１、２週間（季節による）、毎日混ぜる。できあがったら冷蔵庫へ。通常の醤油のように使う。刻んだにんにくを入れるとスタミナ醤油になり、より料理の幅が広がる。

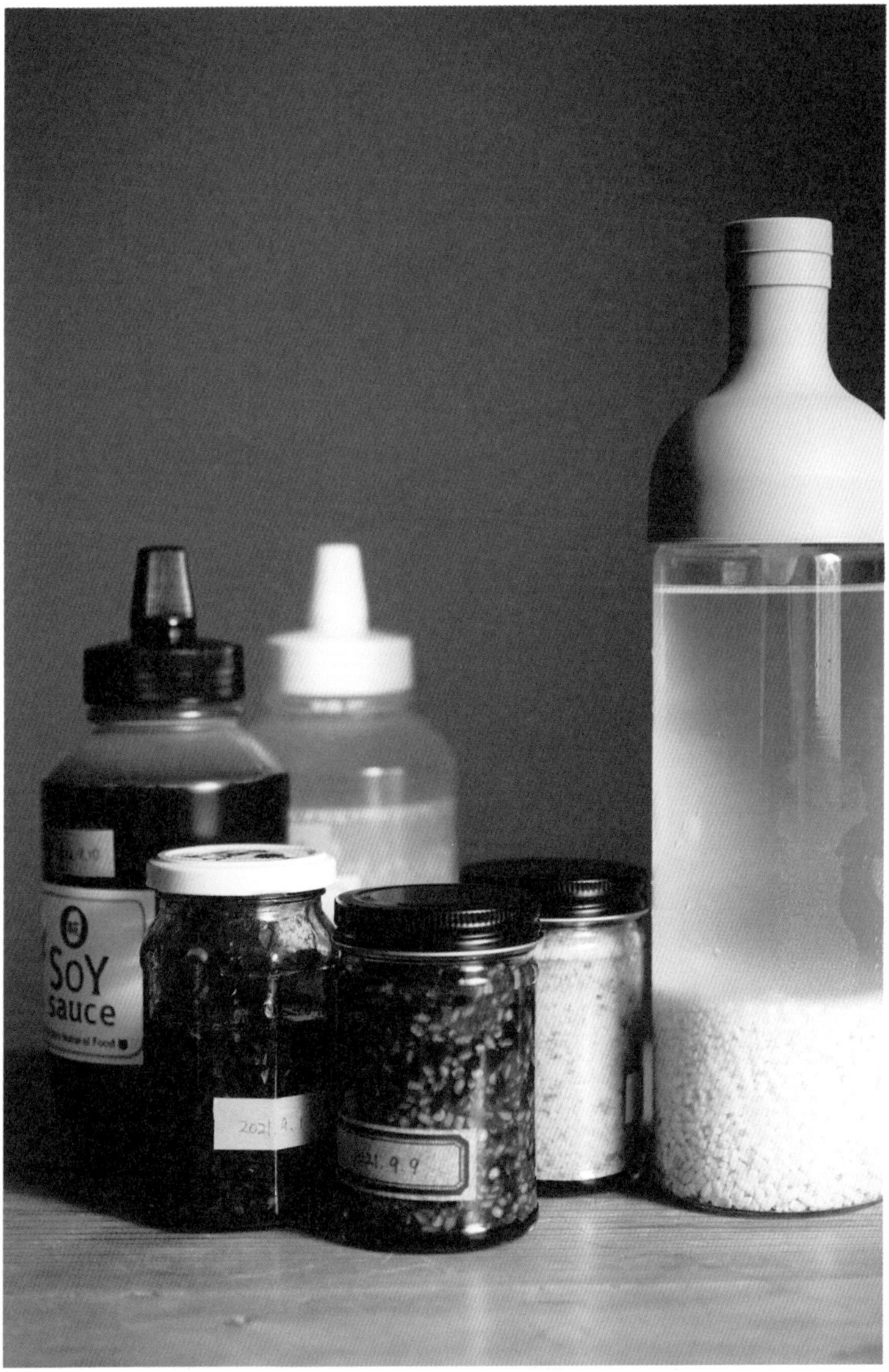
SoY
sauce

塩麹トマト

この塩麹ドレッシングはかんたん！
どんな野菜にも合う！

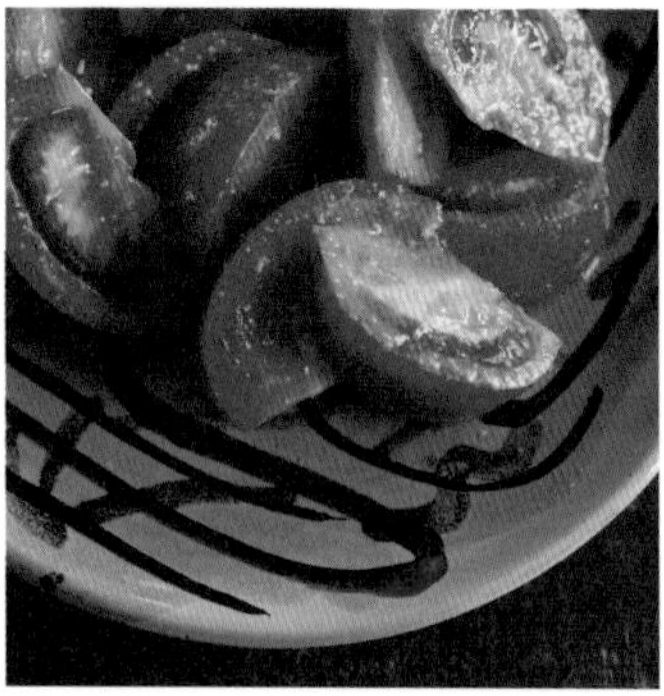

〈材料　2人分〉

トマト　2個

A

塩麹、アマニ油　各小さじ1
すし酢　大さじ1
すりごま（白）　大さじ1/2

〈つくり方〉

❶トマトを食べやすく切る。ボウルにAを混ぜ、トマトを加えて和える。10分くらいおく。
❷味がなじんだら器に盛る。お好みで酢を足してもよし。

塩麹ゆで卵

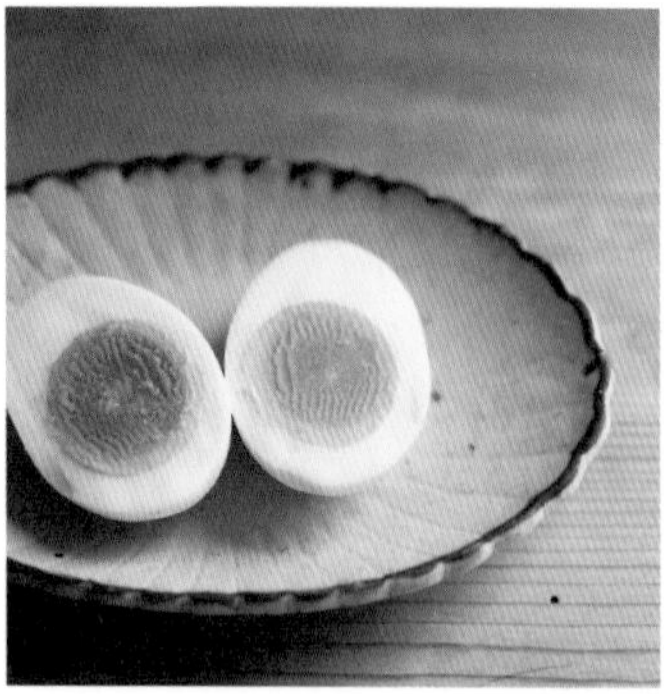

いつものゆで卵が、
驚くほど深い味わいに

〈材料　2個分〉

ゆで卵　2個
塩麹　大さじ2

〈つくり方〉

❶ゆで卵の殻をむき塩麹をまぶす。
❷保存袋に入れ、空気を抜く。一晩漬けたらできあがり。

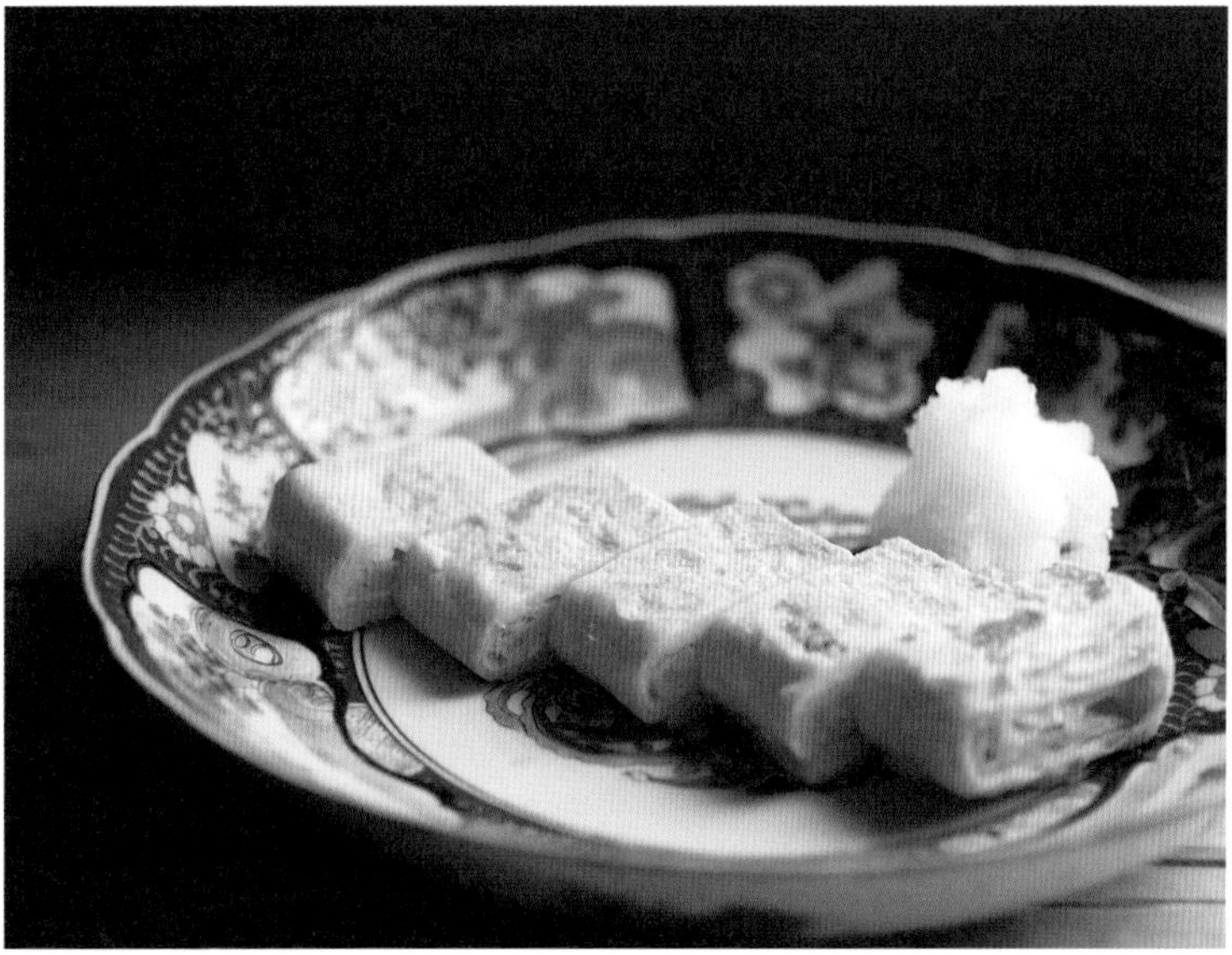

塩麹の厚焼き玉子

ふんわり甘くて、旨みもしっかり。
幸せの味

〈材料　つくりやすい分量〉

卵　3個
塩麹　小さじ2
甘酒　大さじ1/2
出汁　大さじ1
グレープシードオイル　適量
大根おろし、木の芽など　各適量

〈つくり方〉

❶ボウルに卵を割り入れ、塩麹、甘酒、出汁を加えてよく混ぜる。
❷卵焼き器を熱してグレープシードオイルをひき、卵液の1/3量を入れて強めの中火で加熱する。プクプクして表面が固まり始めたら手前に巻いていく。
❸②を卵焼き器の向こう側に寄せ、空いたところに卵液の1/3量を流す。②を持ち上げて卵液を行き渡らせる。表面が固まり始めたら②を芯にして手前に巻いていく。これをもう一度繰り返す。好みで表面に焼き目をつけて取り出す。
❹食べやすい大きさに切って器に盛り、大根おろし、木の芽を添える。

豚肉とキムチの発酵ひとり鍋

鉄の小鍋でグツグツ。体の芯から温まる発酵小鍋

〈材料　1人分〉

豚こま切れ肉　100g
ごぼう　1/3本（80g）
白菜キムチ　100g
A
｜昆布　3×5㎝
｜水　200cc
B
｜酒粕（ペースト）　30g
｜味噌（種類はお好みで。私は合わせ味噌が好き）　大さじ1
｜豆乳（無調整）　50cc

〈つくり方〉

❶ごぼうは、たわしで泥を落とし、ささがきにする。
❷鍋にAを入れて中火にかけ、ごぼうを加えて蓋をして6〜8分煮る。
❸豚肉とキムチを加え、肉の色が変わるまで煮たら、Bを溶き入れてひと煮立ちさせる。

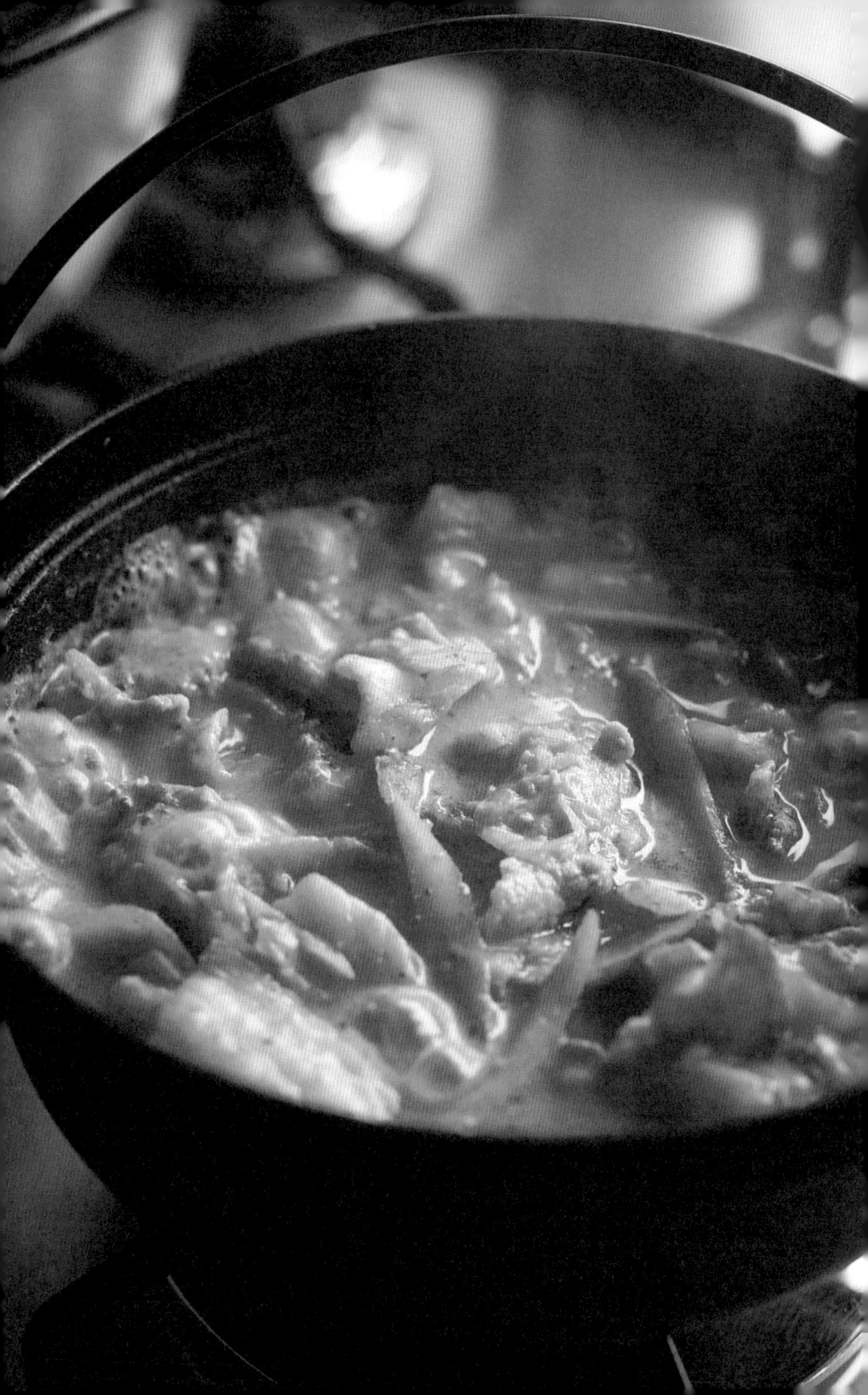

最高の美容スープ「酒粕汁」

発酵食品の中でも、とくに冬によく使うものは「酒粕」。

酒粕とは、日本酒を造る過程で、もろみを搾ったあとに残る搾りかすのこと。搾りかすといえど、酒粕にはタンパク質、食物繊維、葉酸、そして酵母菌がたっぷり含まれているので、ビタミンB群、旨みをアップするアミノ酸などが含まれていて、栄養の宝庫だ。

酒粕を原料とする甘酒は、飲む点滴と言われるほど、美肌はもちろん、お通じにもいいと言われている。

私の定番は「酒粕汁」。野菜やお肉、魚などと煮込めば、体がとても温まる。冬に限らず、一年中飲みたい美容スープ。ふだんの味噌汁に酒粕を少し加えるだけでも、ぐっと味に深みが出る。酒粕汁にするなら、味噌の種類は通常白味噌が多いが、私は辛めの合わせ味噌が好み。

他にも、酒粕を最初にグリルで焙《あぶ》ると、香ばしさが加わった粕汁になる。

アルコールの香りが苦手な人は、酒粕の量を減らしたり、煮込む前から酒粕を入れて、煮込むといい。具材はお好みで。なんでも合うのが酒粕汁。

酒粕は日本酒の蔵元が造るものだから、種類はほんとうにたくさんある。私は、添加物なしの、伝統的な製法で日本酒を造る蔵元のものを選んでいる。

お気に入りは、兵庫県姫路市・下村酒造店の純米酒「奥播磨」の酒粕。無添加で、旨みをたっぷりと含んでいるし、やわらかめなので料理に使いやすい。

他にも、全国各地の蔵元から酒粕が販売されている。大吟醸だと香りが華やかで少し甘みがあるし、純米だと割とさっぱりしている。

好みに合わせて、試してみて。

ブリと焼き大根の粕汁

いつものお味噌汁に酒粕を加えるだけで美容スープに！

〈材料　2人分〉

ブリ　2切れ
大根　6㎝
こんにゃく　1/2枚
アサリ（砂抜きしたもの）　6～8個
セリ　1束
出汁　400cc
酒粕（ペースト）　50g
味噌（種類はお好みで。私は合わせ味噌が好き）　大さじ1
鷹の爪（ホール）　1本
ごま油　大さじ1
塩　少々

〈つくり方〉

❶ブリは半分に切って塩を振り15分おき、出てきた水分を拭く。こんにゃくは水気をきって小さめに一口大にちぎる。大根は2㎝厚さにいちょう切りにする。セリは根元を切り落として3㎝長さに切る。
❷鍋を熱してごま油大さじ1/2をひき、ブリを両面焼いて焼き目がついたら取り出す。
❸続いてごま油大さじ1/2をひき、大根を強火で焼く。両面にしっかり焼き目がついたらこんにゃくを加えて炒める。こんにゃくに油が回ったら出汁、鷹の爪、アサリを入れる。煮立ってきたらアクを取って、弱火で10～15分煮る。
❹大根に竹串がスーッと通ったらブリを加える。酒粕、味噌を溶き入れ、セリを加えてひと煮立ちさせる。※酒粕の香りが苦手な人は、出汁を加えた時点で酒粕を入れて一緒に煮込むと香りが気にならなくなる。

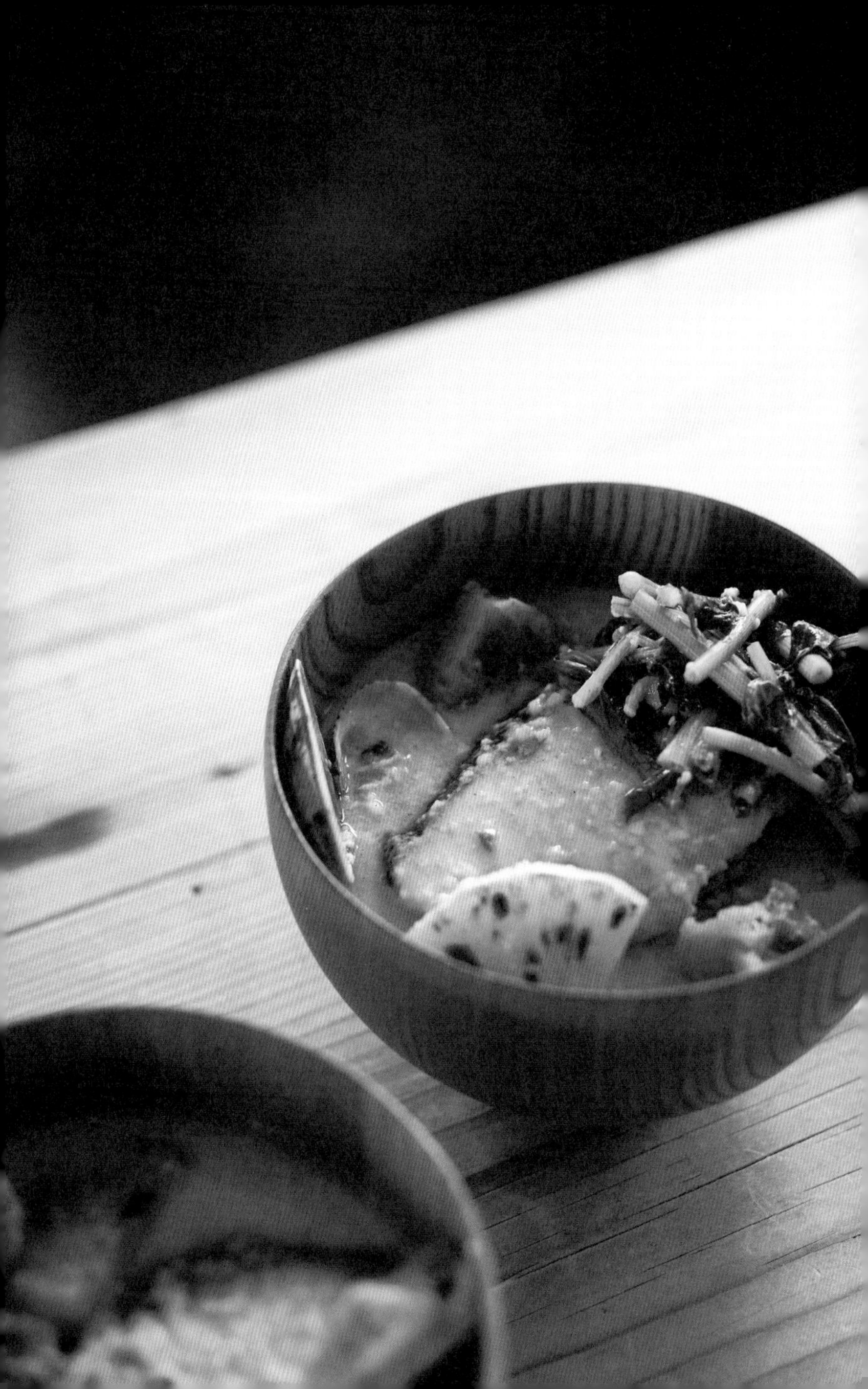

血色美人への近道「サバの水煮缶」

我が家の食卓は、どうしても息子のためにお肉が多くなりがちだけれど、秋になると、ほぼ毎日サンマ祭り。塩焼き、ぬか漬け焼き、煮物など、いろいろな調理方法でサンマを楽しむ。

サンマのような青背の魚には、DHAやEPA（エイコサペンタエン酸）と呼ばれる、必須脂肪酸オメガ3が多く含まれている。オメガ3は、動脈硬化症や血栓（血管内で凝固してできる血液の固まり）を予防するなど、血液循環にいいことばかり。

血流が良くなれば、体の隅々まで栄養分が行き渡り、代謝もアップ。

日常的に取り入れやすい青背の魚なら、「サバの水煮缶」。加工することで、骨まで丸ごと食べることができるから、カルシウムは生サバの約43倍にもなる。

私のキッチンには「サバの水煮缶」が常にストックされている。食卓にタンパク質が足りないと思ったら、サバの水煮缶の出番。

また、サバの水煮缶を加えた酒粕汁も、旨みとコクの相乗効果が絶妙。これに山椒をふりかけると、ピリッとした香りと相まって、さらに美味しくなる。

他にも味噌汁、キムチスープ、グラタン、アクアパッツァ風にしたりと、多様に使える。

私が日常的に使用するサバの水煮缶は、国産サバ使用で減塩のもの。老舗水産加工会社の機能性表示の水煮缶を使用している。

他にも、たまにネット通販で取り寄せる水煮缶は「今朝の浜　毎朝変わる旬魚缶」（シーライフ）。島根県の漁港でその日に水揚げされて余った魚を、漁師さんたちが缶詰にしたもの。無添加で、ほとんど塩も入っていないからヘルシー。サバ以外の旬魚、ホウボウ、タチウオなどもある。

このような「お取り寄せ」は、フードロスを回避する取り組みにも協力できる。

ベストを保つ秘訣は「鉄分」

私は最近メイクさんに「肌ツヤがいいですね」なんて言われる。

酵素温浴に通うようになったことも要因の一つだが、前述の鹿肉など、鉄分豊富な赤身肉、納豆、酵素玄米などをよく食べているからかもしれない。

野菜ばかり食べていたころは、顔は青白く、しかも疲れもとれなくて、医師に診てもらうと、重度の貧血症と診断された。それ以来、私は食事を改善し、他にも鉄瓶でお湯を沸かしたり、鉄製フライパンを使うなど、日常的に鉄分を摂取している。

貧血の症状は多岐にわたる。たとえば、疲れやすい、だるい、頭痛、動悸、息切れ、集中力低下、食欲不振、筋力低下、爪が割れやすい、抜け毛が増える、口内炎や口角炎が起きやすい、顔色が悪い、など。

貧血とは、文字どおり赤血球が不足して、うまく体が機能しない状態だ。

そもそも血液の重要な役割は、酸素を体の隅々まで運搬すること。貧血になると、この酸素の運搬能力が下がり、全身が酸欠状態になる。酸素を運搬してくれるのが「鉄」なのだ。鉄は赤血球に含まれるヘモグロビンの主な材料。ヘモグロビン濃度が低下した状態は「鉄欠乏症貧血」と呼ばれている。

女性は月経による貧血もあるから、いつでもベストな状態でいるためにも、日常的に鉄分摂取を心がけることは大切。

ちなみに、成人女性が一日に必要とする鉄分は、約11・0㎎。鉄分が多く含まれる食材は、ひじき（鉄釜・乾）58㎎、高野豆腐7・5㎎、鹿肉3・9㎎、納豆3・3㎎、切干大根3・1㎎、玄米2・1㎎（すべて100グラム中）など。

私は鉄分の他にも、赤血球の生成を助ける「葉酸」と「ビタミンB群」「ビタミンD」も意識して摂るようにしている。葉酸が多く含まれるのは、焼海苔、レバー、枝豆、納豆、ブロッコリー、アボカドなど。ビタミンB群はアサリ、牡蠣、サンマなど。ビタミンDはサンマ、きのこ類など。食事では補えないものは、サプリメントも活用。

きちんとした食事も大事だが、体調が優れなかったり、疲れやすいなと思ったら、貧血の可能性があるから、必ず医療機関で血液検査をしてもらって。

「良質なオイル」と「発汗」でうるおいキープ

私が理想とする素肌は、「透明感」と「うるおい」。そのためにも、肌の油分と水分のバランスはとても大事。十代、二十代のころは、冬に肌が乾燥しすぎてかゆくなったり、湿疹ができたりして、悩みの種だった。そんな私には、良質なオイルを摂ることが乾燥肌対策でもある。

脂質は、細胞膜やホルモンの材料となる重要な栄養素の一つ。よく使用するのは、アマニ油（加熱しない）。血液循環に役立つオメガ3が豊富。他に、体内の脂質を酸化から守るビタミンEが豊富なグレープシードオイル、ごま油、オリーブオイル。話題のMCTオイルは試してみたけれど、私には合わなかった。

食材から良質なオイルを摂るなら、サバやサンマ。

ナッツ類も良質なオイルが摂れる。たとえばアーモンドは乾燥肌や外部刺激から守る働きがあるオレイン酸が豊富。クルミはオメガ3が豊富で、血液循環に役立つ。ただしナッツ類を食べるなら、一日10粒程度。食べすぎは注意。

　食以外で欠かさないのは、一日一回、たっぷり発汗すること。毛穴を開き、汗とともに老廃物をしっかり洗い流す。たとえば、朝と夜のどちらかは、湯船につかり汗を流す。朝は短く10分以内、夜はゆっくり5〜10分程度を数回。これ以上の長湯は乾燥肌の原因になる。入浴後たっぷりの水分補給と保湿を忘れない。

　これに加え、週一回「酵素温浴」に通っている。15分ほど入酵するだけで内臓から温まり、血行も良くなって肌もしっとり。酵素温浴とは、風呂桶の中の米ぬかにバクテリアの培養液を入れ繁殖させ、さらに空気、水、人の老廃物をエサに繁殖し熱くなった酵素風呂に入ること。我ながら「どれだけ酵素好きなの？」って思うけれど、体の中から温められるとこんなに汗が出るのか！と驚くほど発汗し、スッキリ気持ち良くて、疲れもとれて熟睡できる。通い始めて一年経つが、基礎体温が０・５度上がった。

　体温が上がることはいいことずくめ。免疫力が上がり風邪もひきにくい。さらに疲れにくく代謝も良くなる。入酵後はたっぷり保湿し、水分補給をしてうるおいキープ。

　今では冬場になっても、顔と体の肌はカサつかず、しっとりしている。

美と健康に欠かせない「常備菜」

常備菜も、私の食卓に欠かせないもの。冷蔵庫に何種類かストックしている。時間があるときにつくっておけば、食物繊維はもちろん、ビタミンやミネラル豊富な野菜を、いつでも手軽に食べることができるし、うまくつくれば乳酸発酵するので、発酵食品になる。忙しくて自炊する時間がない人、料理が苦手な人、野菜不足の人、お弁当持参の人にもおすすめだ。

よくつくる常備菜は「塩キャベツ」「塩大根」「塩カブ」「塩白菜」「ビーツと赤玉ねぎの酢漬け」「きのこの煮浸し」（94ページ〜）。

私の常備菜のつくり方はとてもかんたん。「塩白菜」なら、塩、柚子の皮、昆布を加え、保存瓶などに入れ、おもしを乗せて漬ける。冷蔵庫に入れて四日目くらいが食べごろ。

常備菜は、いろいろな料理にもアレンジできる。「塩白菜」なら、一週間ほどで酸味が出てくるので、豚肉やアサリなどを加えて鍋料理にアレンジ。台湾でポピュラーな、すっぱい発酵鍋「酸菜白肉鍋《スワンツァイパイローグォ》」（98ページ）になって、とても美味しい。他にも、豚肉と炒めたり。

手軽にタンパク質を摂れる「豆漬け」は、好みの豆を茹でて、茹で汁、レモン、塩を加えて数日漬けておけば、それだけで美味しいし、サラダにも合う。

季節により、常備菜の野菜の種類は変えてもいい。たとえば春なら春カブ、春キャベツ。冬なら白菜や大根が美味しい。

先程の「塩白菜」からの、すっぱい発酵鍋のように、我が家は常備菜からのアレンジレシピのレパートリーがどんどん増えている。

次のページから、冨永愛特製、美と健康に欠かせない「常備菜」のレシピを、いくつか紹介しよう。

私の美と健康に欠かせない「常備菜」

そのまま食べても美味しい。様々な料理にアレンジできる！

塩カブ

〈材料　つくりやすい分量〉

カブ（実の部分）　1束分（約600g）
塩　小さじ1

〈つくり方〉

❶カブは皮付きのまま3、4㎜厚さに切って塩を加えて混ぜる。
❷煮沸消毒した保存瓶などに入れて一晩おく。

塩大根

〈材料　つくりやすい分量〉

大根　1/2本（約500g）
塩　大さじ1/2

〈つくり方〉

❶大根は3㎜厚さにいちょう切りにして塩を加えて混ぜる。
❷煮沸消毒した保存瓶などに入れて一晩おく。

※すべて保存期間は1週間程度。

塩白菜

〈材料　つくりやすい分量〉

白菜　1/4個（約700g）
柚子の皮　小1個分
昆布　3×6㎝
塩　大さじ1/2

〈つくり方〉

❶白菜は3～5㎝角のざく切りにする。柚子の皮は黄色い部分をむいて細切りにする。昆布はキッチンばさみ等で細切りにする。塩を加えて混ぜる。
❷煮沸消毒した保存容器などに入れて、おもしを乗せて、冷蔵庫へ。4日目くらいが食べごろ。

塩キャベツ

〈材料　つくりやすい分量〉

キャベツ　1/2個（約700g）
塩　大さじ1/2

〈つくり方〉

❶キャベツは5㎜くらいの細切りにする（好みで千切りにしてもOK。使いやすい太さで）。塩を加えて混ぜる。
❷煮沸消毒した保存瓶などに入れて一晩おく。

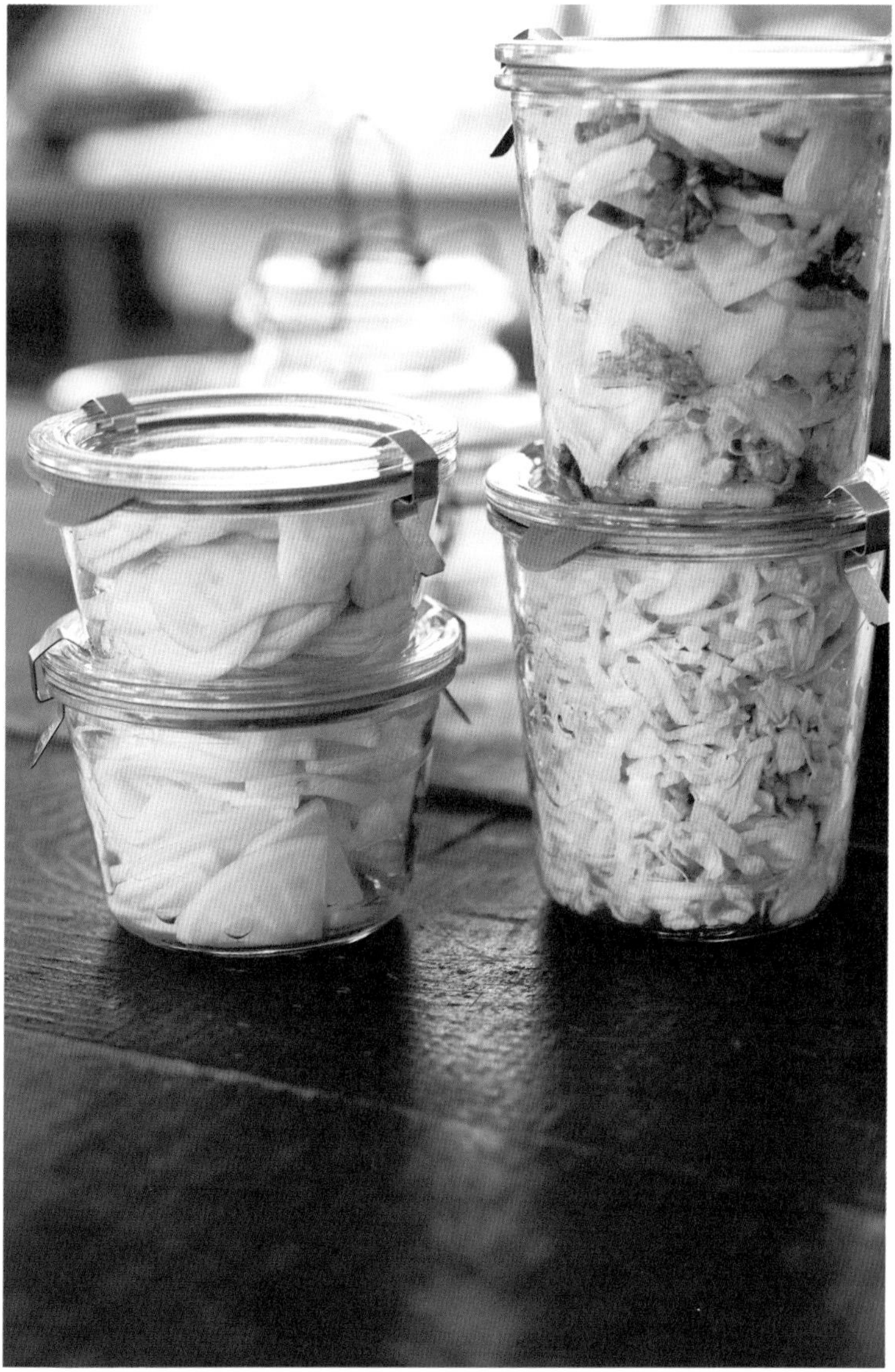

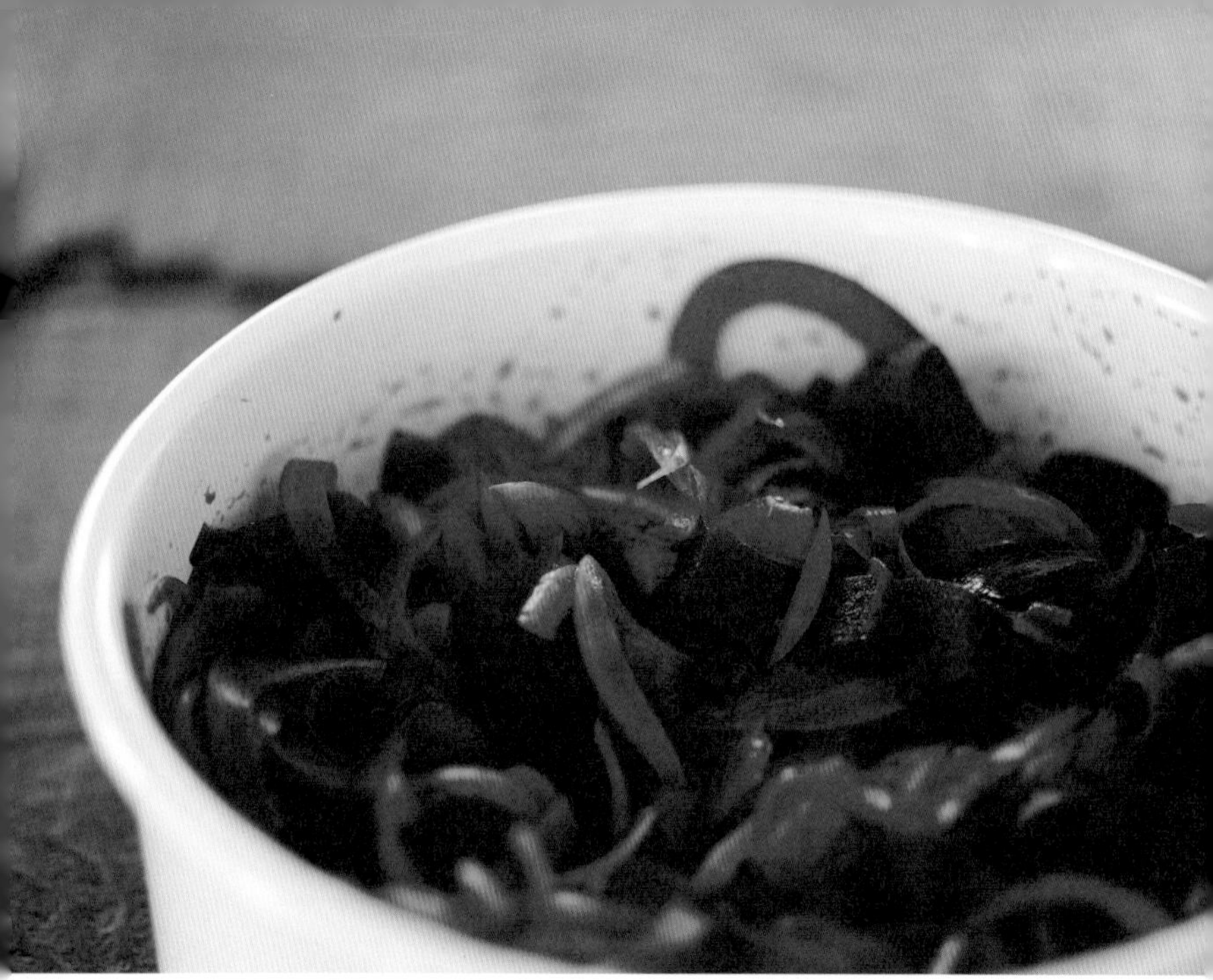

ビーツと赤玉ねぎの酢漬け

私の定番の常備菜。手づくりのスーパーフード

〈材料　つくりやすい分量〉

ビーツ　1個（250g）
赤玉ねぎ　小2個（200g）
酢（米酢）　大さじ2
砂糖　大さじ1/2
塩　小さじ1/3
オリーブオイル　大さじ1

〈つくり方〉

❶鍋に軽く洗ったビーツをそのまま入れて、かぶるくらいの水を加え、強火にかける。沸いてきたら弱火で40〜60分茹でる。
❷竹串が通ったら水気をきって冷まし、粗熱が取れたら手で皮をむいて約1㎝角に切る。スルッとむけるので気持ちいい（完全に冷めてしまうとむきづらくなる）。
❸赤玉ねぎは縦薄切りにして塩を振ってもみ、10分くらいおく。
❹煮沸消毒した保存容器に②、出てきた水分と一緒に③、酢、砂糖、オリーブオイルを加えて和える。一晩おいて味をなじませる。

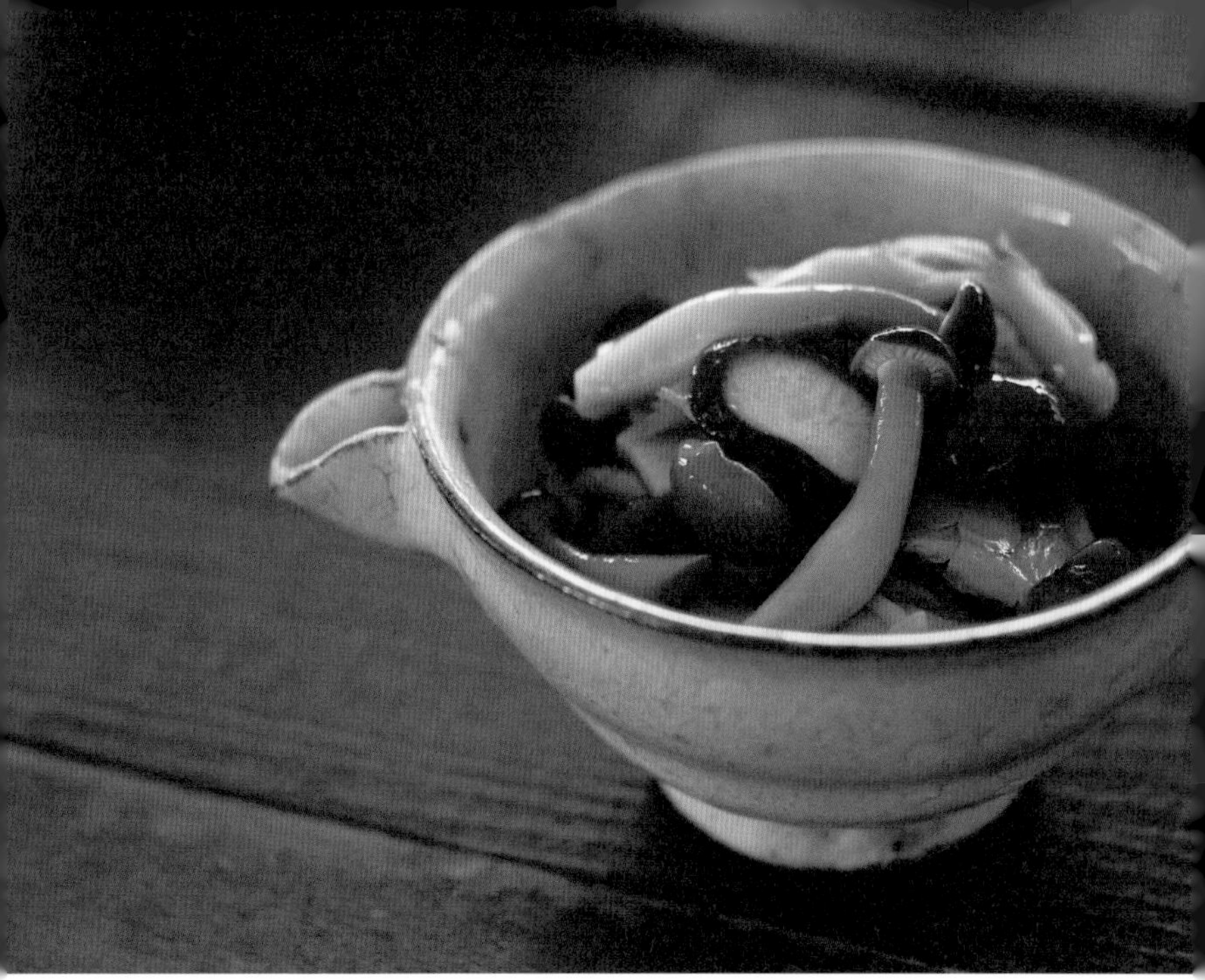

きのこの煮浸し

炒めものやスープ、炊きこみごはん、パスタにも使える万能常備菜

〈材料　つくりやすい分量〉

きのこ５種類　＊種類はお好みで
　しいたけ　２個
　えのき　1/2 パック
　まいたけ　1/2 パック
　しめじ　1/2 パック
　生なめこ　1/2 パック

A
　出汁　400cc
　みりん　大さじ１

うすくち醤油　適量

〈つくり方〉

❶しいたけは石づきを取って縦薄切りにする。えのき・しめじ・生なめこは石づきを落としてほぐす。まいたけもほぐす。

❷鍋にＡを合わせて煮立て、①を加えて中火で１、２分煮たら火を止める。味をみて薄ければ、うすくち醤油でととのえる。そのまま冷ます。

塩白菜のすっぱい発酵鍋
～酸菜白肉鍋《スヮンツァイパイローグォ》

塩だけで自然発酵させた白菜を使った、台湾で人気の美容鍋

〈材料　2人分〉

塩白菜（94 ページの塩白菜を 1 週間ほど漬けて酸味が出たもの）
　300g
豚バラ肉　100g
きくらげ（乾燥）　大さじ 1 ～ 2
長ネギ　1 本
木綿豆腐　1/2 丁
まいたけ　1 パック
アサリ（砂抜きしたもの）　100g
太白ごま油　大さじ 1
A
　水　400cc
　塩白菜の漬け汁　100cc
　鶏がらスープの素　小さじ 2
　酢　大さじ 2
　塩麹　大さじ 1
塩または塩麹　各適量

〈つくり方〉

❶きくらげは水、またはぬるま湯につけて戻す。長ネギは薄切りにする。豆腐は食べやすく切る。まいたけはほぐす。豚肉は一口大に切る。
❷鍋を熱してごま油をひき、長ネギ、塩白菜、豚肉を加えて強火で炒める。肉の色が変わったら A、きくらげを加え、沸いてきたら弱めの中火にしてアクを取りながら 2、3 分煮る。
❸アサリ、まいたけ、豆腐を加えて蓋をして弱めの中火で煮る。アサリが開いたら味をみながら塩または塩麹でととのえる。

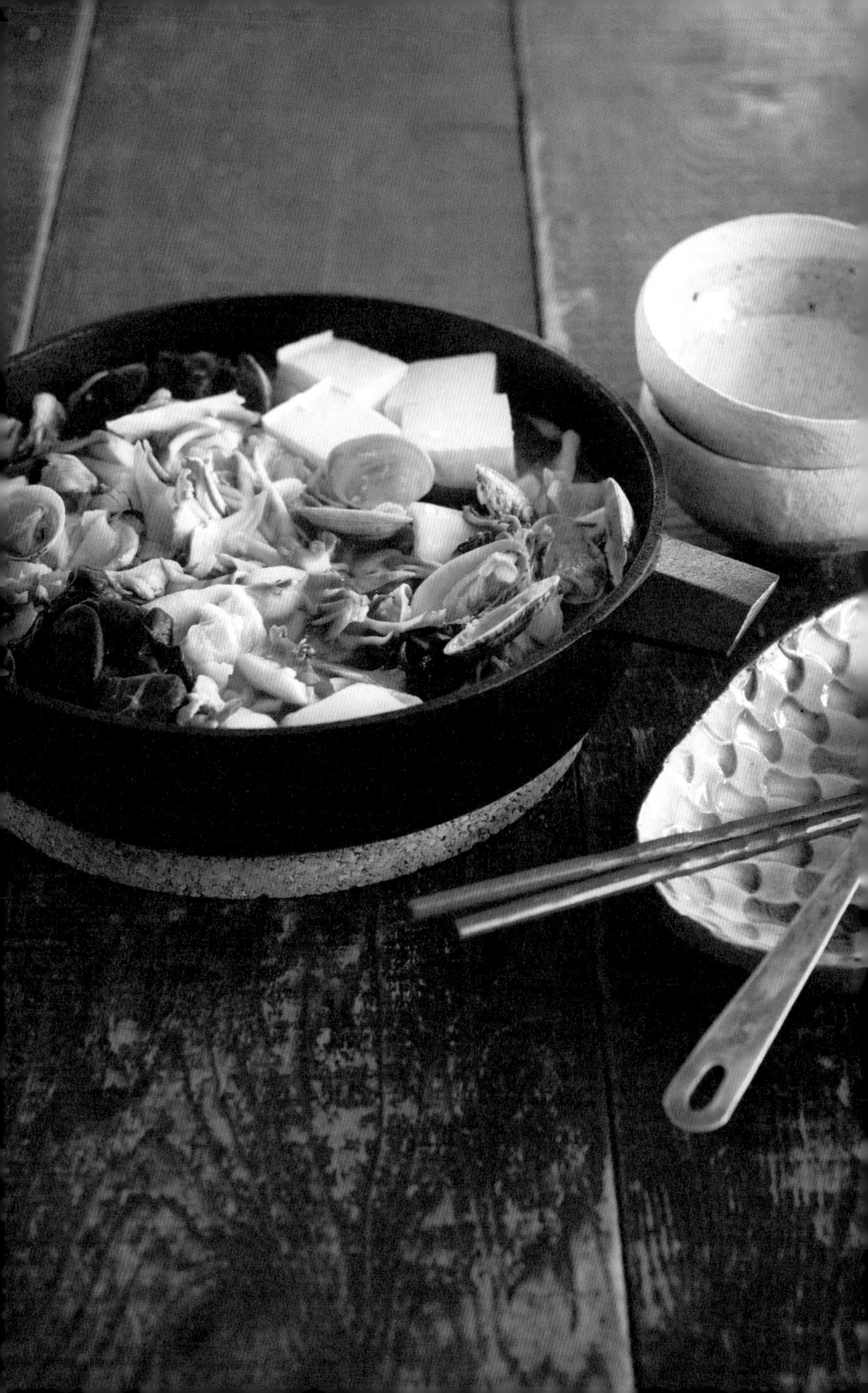

ワイルド蒸し塩キャベツ
&鹿ソーセージ

野菜をたっぷり食べたい日にもおすすめ！　ワインにも合う！

〈材料　2、3人分　※STAUB丸型22cm使用〉

塩キャベツ（94ページ）　300g
鹿ソーセージ　1パック（5本）
にんにく　1片
白ワイン　80ml
オリーブオイル　大さじ1/2
山椒　少々

〈つくり方〉

❶にんにくは薄切りにする。
❷鍋に塩キャベツをしき、にんにく、鹿ソーセージを乗せ、白ワインとオリーブオイルを回しかける。
❸蓋をして強火にかけ、湯気が出たら5～7分弱火で蒸す。仕上げに山椒を振りかける。

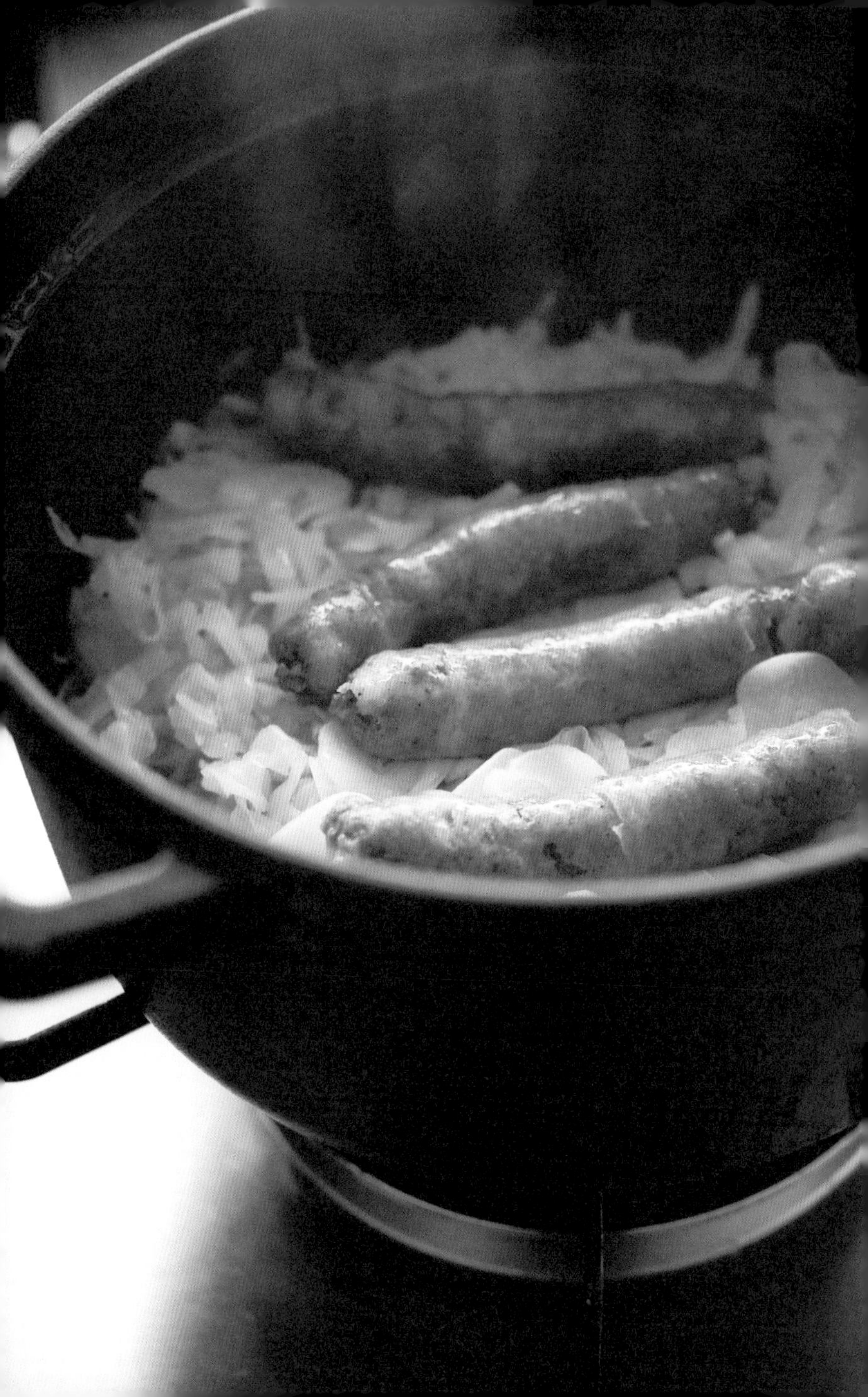

塩キャベツのわかめサラダ

海藻が足りないと感じたら、ササッと一品

〈材料　2人分〉

塩キャベツ（94 ページ）　100g
生わかめ　40g
A
アマニ油、柚子ポン酢　各小さじ 2
すりごま（白）　大さじ 1

〈つくり方〉

❶ボウルに A を混ぜる。
❷塩キャベツ、食べやすく切ったわかめを加えて和える。

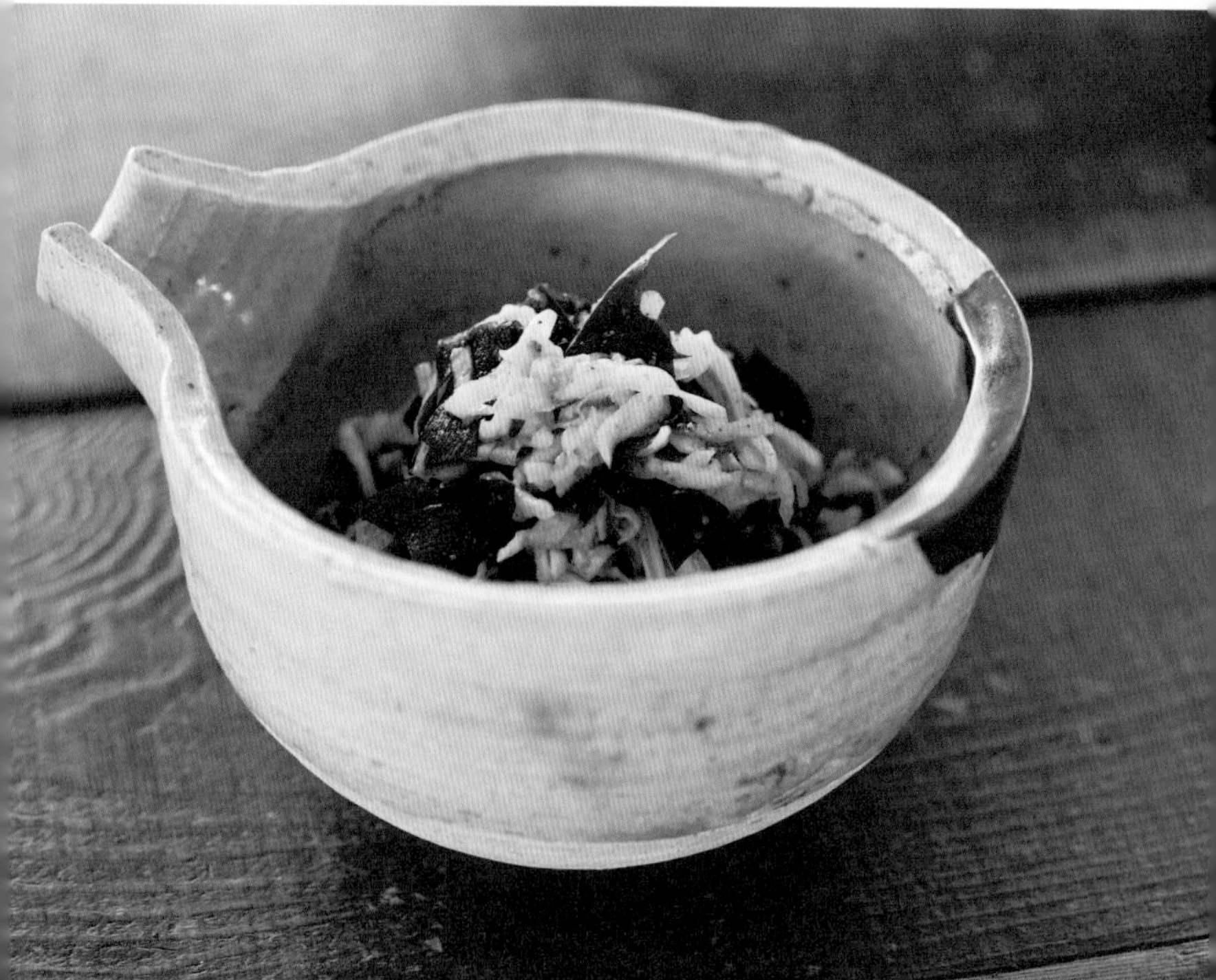

塩カブのタコポン酢

私は自家製柚子ポン酢でさっぱりいただく

〈材料　2人分〉

塩カブ（94ページ）　80g
きゅうり　1/2本
茹でタコ　80g
アマニ油、柚子ポン酢　各大さじ1/2
大葉（千切り）　適量

〈つくり方〉

❶きゅうり、茹でタコは、ななめ薄切りにする。
❷ボウルに塩カブ、①、アマニ油、柚子ポン酢を合わせて和える。
❸器に盛って大葉をのせる。

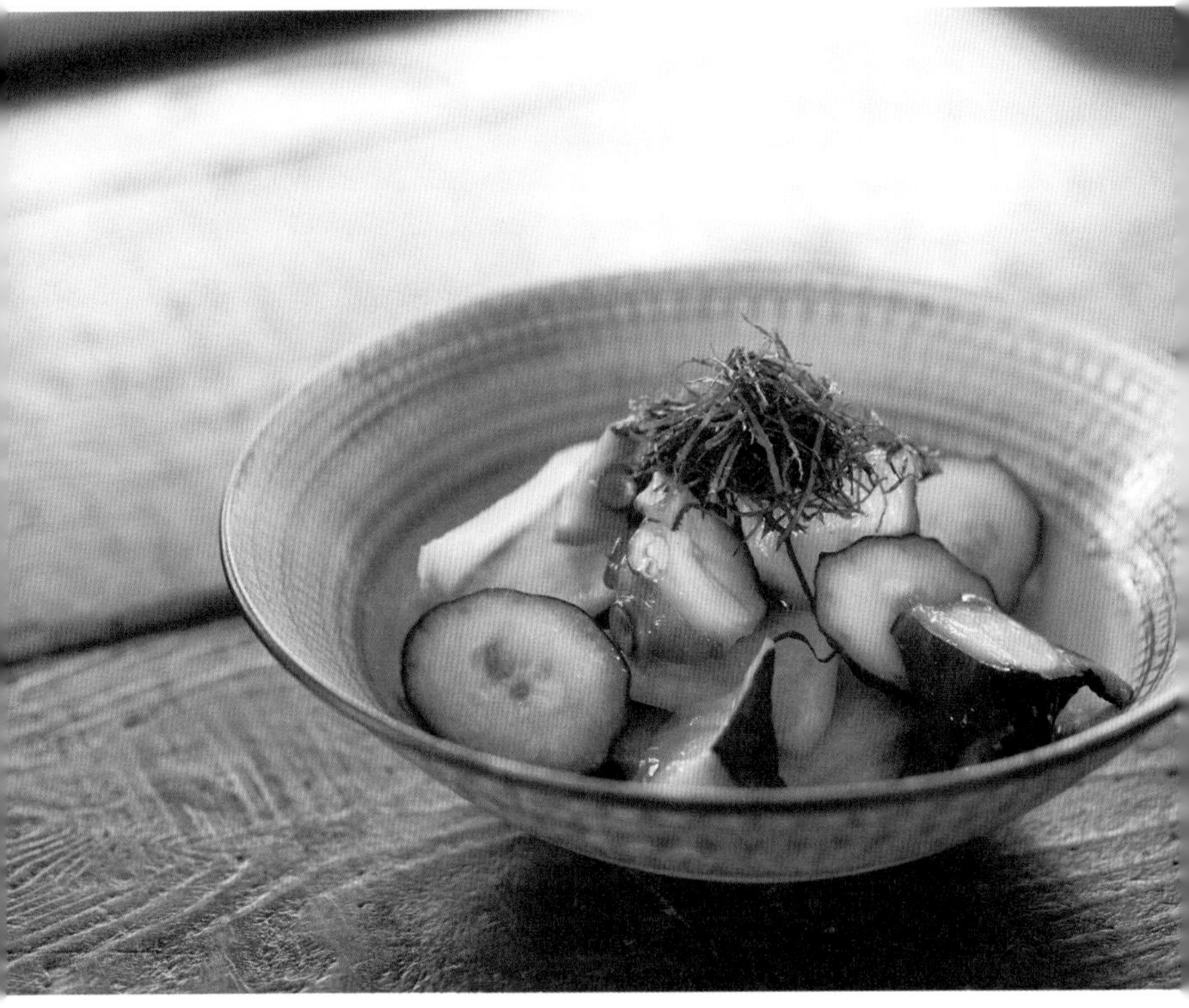

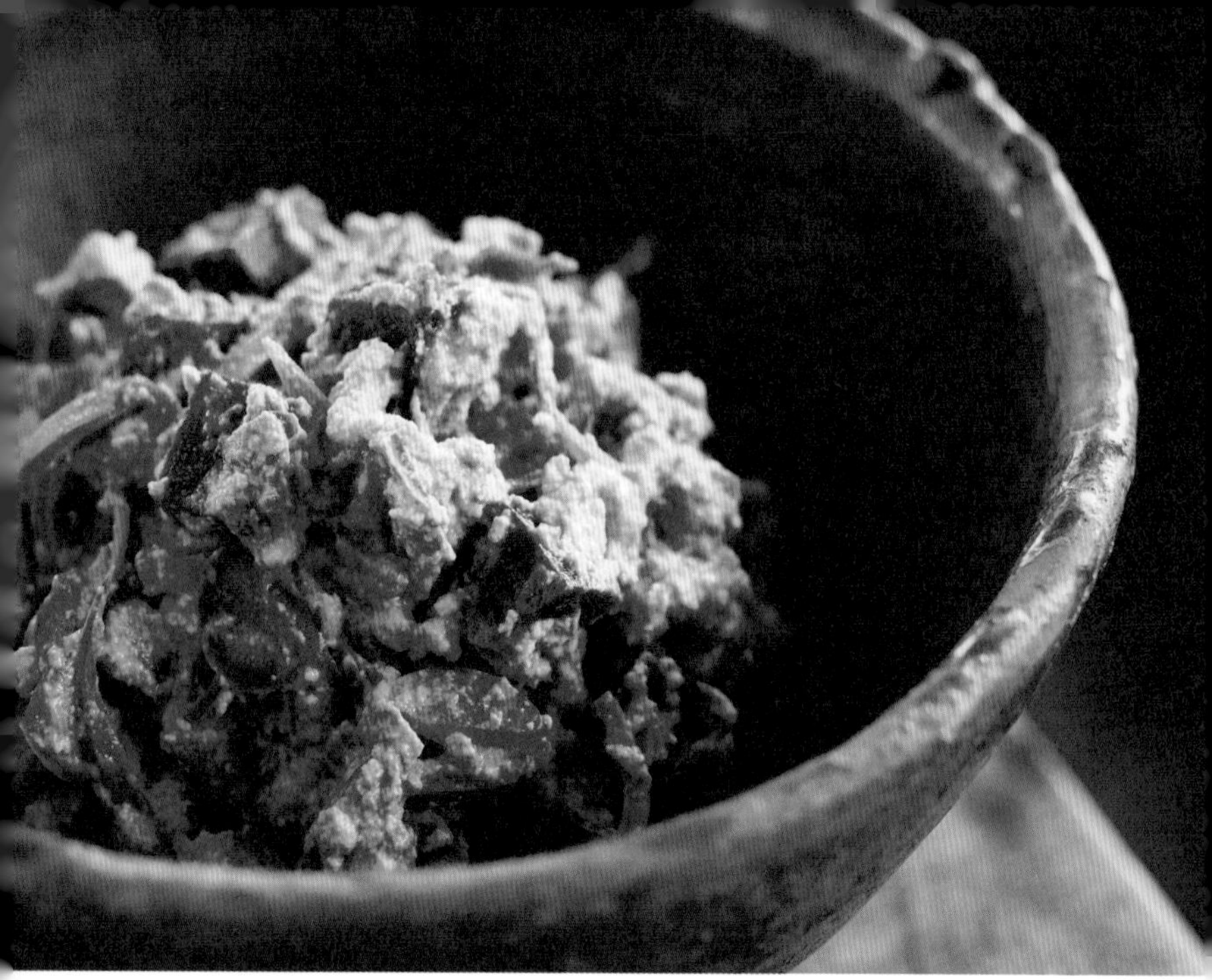

ビーツと赤玉ねぎの酢漬けを使った、豆腐クミンサラダ

ごまとクミンの風味がやみつきになる、無限サラダ

〈材料　2、3人分〉

ビーツと赤玉ねぎの酢漬け
（96 ページ）　150g
木綿豆腐　1/2 丁
A
ねりごま（白）　大さじ 1
クミンパウダー　少々
（4 振りくらい）
塩　2 つまみ

〈つくり方〉

❶豆腐はザルにあげて、豆腐の上におもしを乗せて 15 分くらい水気をきる。
❷①をすり鉢に入れてするか、ゴムベラなどで潰してペースト状にする。
❸ボウルに②、A を入れてよく混ぜ、ビーツと赤玉ねぎの酢漬けを加えてザッと混ぜる。

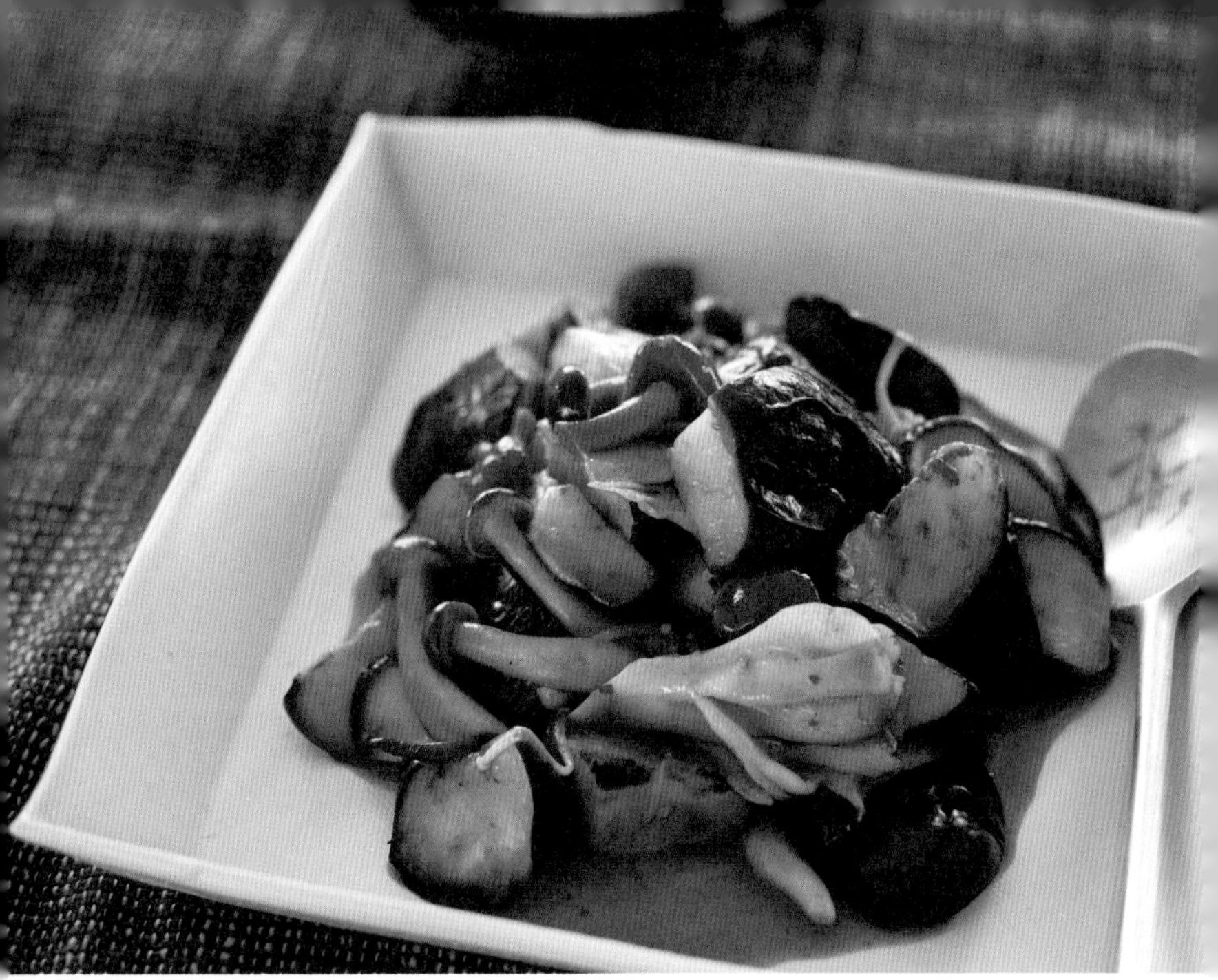

きのこの煮浸しとナスの中華炒め

きのこの煮浸しアレンジ。ナス3本で本格中華のできあがり！

〈材料　2人分〉

きのこの煮浸し
（97ページ）　大さじ5（150g）
ナス　小3本
太白ごま油　大さじ1と1/2
A
酒　大さじ1
オイスターソース　大さじ1/2
豆板醤　小さじ1/3
塩　少々

〈つくり方〉

❶ナスはヘタを落として一口大の乱切りにして水に10分さらし、水気をきる。Aを混ぜておく。
❷フライパンを熱してごま油をひき、ナスを入れて塩を振って中火で4、5分炒める。ナスが少ししんなりしたら、きのこの煮浸しを加えて炒め、Aを加えて炒め合わせる。

食をコントロールできないとき

もしこの本を読んでくださるあなたが、食をコントロールできず、体重が増えたり肌荒れで悩んでいる、なんていう状況だとしたら、ストレスが関係しているのかもしれない。もちろん私も食をコントロールできない日もある。そんなときはだいたい、ストレスが溜まっていたり、気分が落ちているときで、要するに、お腹いっぱい食べることで、幸福感を得たいのだ。

大切なことは、ストレスを引きずらないこと。うまくリリースすることが大事。

私はストレスが溜まったときは、リラクゼーションの施術を受けて体をほぐしたり、夜キャンドルを灯して心を静めたり。好きなカルヴァドス（リンゴの蒸留酒）を寝る前に1杯飲むことも。

そして朝、目覚めたらすぐカーテンを開いて太陽光を浴びる。日光浴は科学的にも気分が晴れると言われている。ぜひ試してみて。

LESSON. 3

美しさのお守り「私の定番」

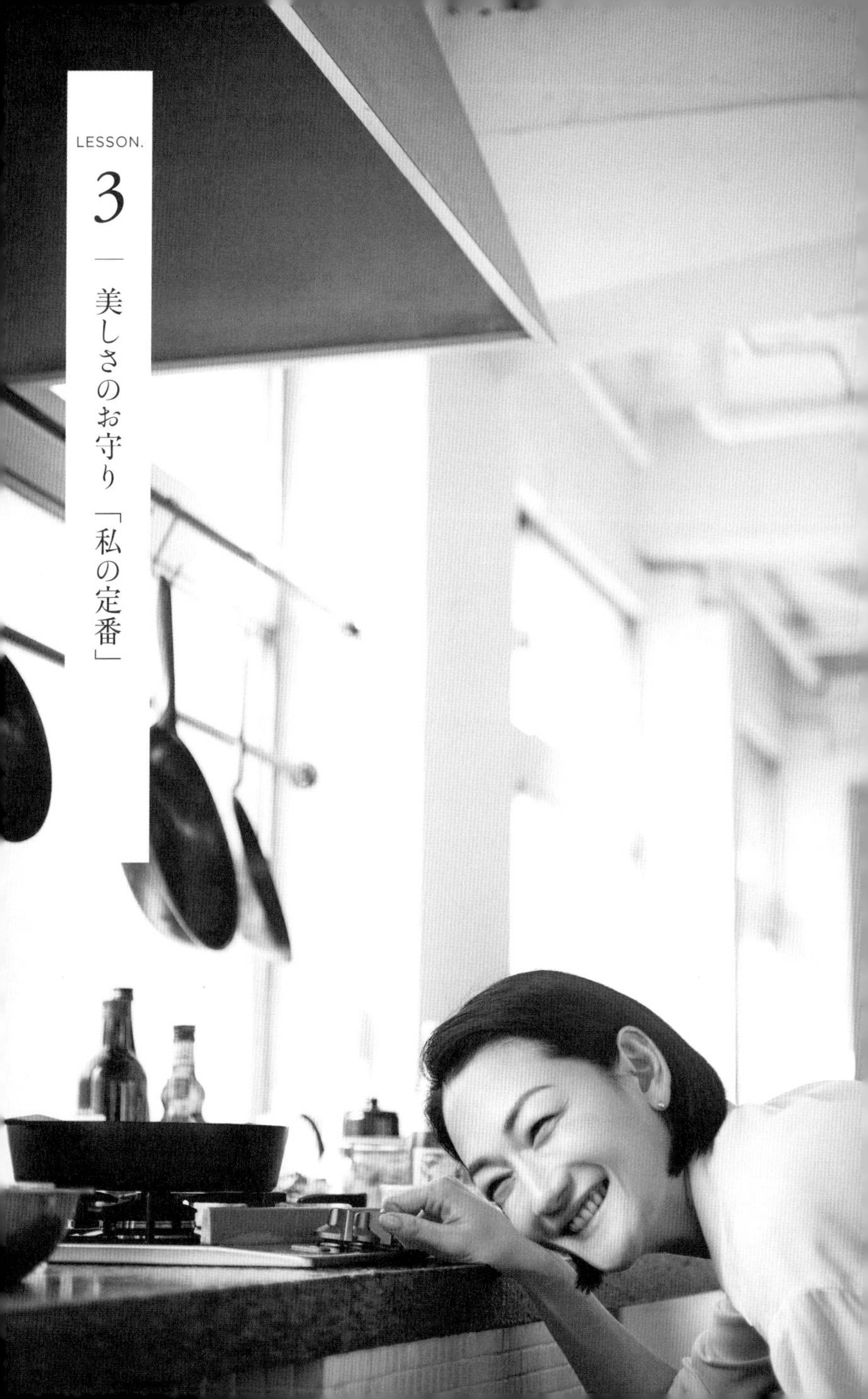

朝の定番〜一日元気でいられる飲み物

朝は栄養バランスを考えたドリンクや、ビタミンCのサプリメントを飲んでいる。これだけでもうお腹が満たされる。一日中、体力をキープするためにも、きちんと栄養は摂りつつ、朝は体がデトックスする時間と言われているので、ふだん、私は固形物は摂らない。今の私に合っている方法は、次のとおり。商品詳細は私のインスタグラムで紹介しているものもあるから、チェックしてみて。

高濃度ビタミンCサプリメント

ここ数年、朝イチで高濃度ビタミンCのサプリメントを1包飲んでいる。ビタミンCを摂取すると、一日元気でいられるし、とくにこのサプリは私の体に合っている。以前は生のレモンを搾って飲んでいたが、刺激が強く胃が荒れてしまった。このサプリは100%ヴィーガンで、グルテンフリー。

乳酸菌入り青汁・こうじ水・アマニ油

乳酸菌入りの青汁を毎朝1包、コップ1杯の「こうじ水」（76ページ）で割り、アマニ油を大さじ1杯加えて飲む。青汁は、栄養バランスや腸内環境を整えるのが目的。今飲んでいるものは、アーユルヴェーダ（インド伝承医学）の考えに基づいた青汁。これはスーパーフードのモリンガ、スピルリナ、ヘンプシードの他に、食物繊維豊富な大麦若葉、ケールなど、53種類の食材が配合され、ヨーグルト約5個分に相当するという500億個の乳酸菌も含まれる。現在、品薄状態のようだが、他の青汁商品を選ぶなら、オーガニックで安心できるものを取り入れたい。

黒甘酒

たまに青汁に大さじ3杯入れて飲む。沖縄の泡盛造りで用いられる黒麹菌を使用した「黒あまざけ」（忠孝酒造）が好き。砂糖を一切使用せず、米と麹の糖化によるおだやかな甘み。黒麹菌が造り出す天然クエン酸によるほのかな酸味がクセになる。保存料・着色料は無添加。生姜の香りもほんのり、スッキリとした飲み口。

鉄瓶で沸かした白湯

ここまでに紹介したドリンクを体に効率よく吸収させるためにも、それぞれ15分ほど間隔を空けて飲んでいるのだが、さらに合間に白湯を飲んで体を温める。南部鉄器の鉄瓶で水を沸かし、一度沸騰したら弱火で約5分、ゆっくり沸かし続けることにより、鉄がゆるやかに溶出される。鉄瓶で沸かした白湯は、味もまろやかで美味しいし、冷めにくい。ただし鉄瓶は、お湯を入れたままにしたり、濡れた状態で放置したりするとサビてしまうから、使い終わったら空焚きか、余熱でしっかり水分を飛ばす。いい鉄瓶は値段が張るし、ちょっと手入れが面倒だけれど、大事に使えば、一生使える優れもの。

緑茶・紅茶・コーヒー

愛犬の散歩や運動も終わり、気分が落ち着いたら緑茶を飲む。まろやかな甘みとコクのある深蒸しの煎茶が好き。最近ハマっているのが、「ばんばら茶」という山茶。人里離れた山奥に、一株一株自生しているお茶の葉を、丁寧に手摘み、手もみ、釜炒り、天日干ししたもの。野生の香りと旨みが楽しめる。

その他は、その日の気分。紅茶なら、ロンドンの老舗百貨店ブランドの王室御用達のもの。アールグレイの香り高いフレーバーが好み。

静岡県にある、紅茶を中心とした茶葉の卸売と、紅茶の楽しさを伝える教室もおこなう「ｔｅｔｅｒｉａ」の紅茶もお気に入り。

コーヒーは京都の「オオヤコーヒ焙煎所」のもの。自家焙煎していて、コーヒーのセミナーも開いている。

ブルーグリーンアルジー

他にも飲んでいるのは、「ブルーグリーンアルジー」（イースリーライブ）。アメリカ・オレゴン州の湖底から採取されたミネラルとタンパク質豊富な藻類のスーパードリンク。これを飲むと体が軽くなるような気がして。朝のヨガ、トレーニングをしながら飲むことが多い。

ナイトタイムの定番〜ハーブとアロマの香りでリラックス

夜はリラックスの時間。ハーブティやアロマの香りで、静かに一日を閉じる。今気に入っているナイトタイムの定番を紹介しよう。商品詳細は私のインスタグラムで紹介しているものもあるから、チェックしてみて。

ハーブティ　豊かな香りが眠りを誘う

飲んでいるハーブティは2種類。インスタライブでも紹介した美肌&アンチエイジング用のブレンドと、冷え性用のブレンドを飲んでいる。いつも注文しているのは英国式植物療法（西洋漢方）、漢方、和漢を取り入れた、オリジナルブレンドのハーブティ専門店「ＮｅＲｏＬｉ　ｈｅｒｂ」のもの。より自分に合ったものを飲みたいときは、植物療法士がカウンセリングして自分の体調に合わせてブレンドしてくれる。

アーユルヴェーダティ　体をじんわり温めてくれる

これもインスタライブで紹介した、スリランカのアーユルヴェーダに基づいたハーブティ。薬草の顆粒をお湯で溶くスタイル。生姜とこしょうが体をじんわりと温めてくれる。コリアンダー、クミン、甘草、生姜、黒こしょう、きび糖など。私は温めた豆乳と割って飲むのも好き。体がポカポカ温まり、朝までぐっすり眠れる。冬場の屋外撮影では、どうしても薄着の撮影が多いので、これを飲み血流を促して、体を芯から温める。スリランカの人は、これを漢方の葛根湯のように風邪のひきはじめに飲むらしい。

香りと読書

就寝前のリラックス法は、香りと読書。5、6種類の香りの中から今日の気分に合わせて選ぶ。アロマのルームスプレーを枕元にシュッと吹きかけ、心地よい精油の香りに包まれながら本の世界へ。小説やノンフィクションなど読むジャンルは様々。心地よい香りに包まれて読書をしていると、数ページで眠くなる。物語の世界からゆるやかに眠りに落ちていく時間が好き。

サプリメントとむくみ予防

栄養バランスのよい食事を心がけていても、サプリメントに頼らざるを得ない栄養素もある。もちろん、きちんとバランスよく食べることがベスト。

その上で、夜は鉄分やビタミン類、葉酸などをサプリメントで補給。

その他、食とは関係ないけれど、睡眠中、むくみと冷えの予防対策として、ウエストからヒップ、足首まで包み込んでくれる光電子の繊維を使用したサポーターを着用している。これは自分の体温で遠赤外線を放射し保温する繊維で、ムレにくく体を快適に温めてくれる。血の巡りが良くなり、ぐっすり熟睡できる。

これらの定番は、もうすっかり習慣になっているが、疲れがひどい日は、今日はもう何もやらずにそのまま寝てしまおうかな、と思うときもある。

それでも明日のために、自分を励ましながら続けている。

手づくりパワードリンク「梅シロップ」

私の食材選びの基準で最たるものは、旬であること。

「旬」とは、いちばん生育条件が整った環境で育ち収穫された、いちばん美味しい食べごろの時期。「初物を食べれば寿命が75日延びる」といったことわざもあるほど栄養価が高く、福を呼び込む縁起物として、古くから庶民に好まれてきた。

旬野菜は本来の味や香りがして、何よりその食材の「今」を楽しめる。そして、夏や冬の野菜は体温調整などに役立ち、春や秋の野菜は滋養に富んだものが多い。すべて理にかなっている。ジビエや魚介類も同様に、食べごろの時期になると、脂のノリや旨みが格段に違うし、生命力にあふれ、食べたら体にエネルギーが満ちてくる。四季折々の多彩な旬の味を楽しめる日本に生まれてよかったと、心から思う。

私は毎年5月、6月になると、農家から無農薬の梅の実を取り寄せて、「梅シロップ」をつくるのが恒例行事。炭酸水で割れば爽やかな「梅ジュース」に。他にも「こうじ水」で割ったり、温かい紅茶で割っても美味しい。美に欠かせない、定番のパワードリンクだ。梅は夏の暑さを乗り越えるために役立つ果物。夏バテ予防や疲労回復の他に、美容にも役立つ。梅に含まれるクエン酸は、カルシウムや鉄などのミネラルの吸収を高める作用がある。梅に含まれるカリウムは体内の余分な塩分を体の外に排出する働きもあるから、むくみ予防にも。

私は糖分のＧＩ値を考え、ありとあらゆる砂糖で試作してみたのだが、てんさい糖（ＧＩ値65）でつくるのが、いちばん美味しい。つくり方はとてもかんたん。

梅シロップのつくり方

1、梅の実1kgのヘタを取り、水に2時間ほど漬けてアクを抜く。
2、水気をきって、一晩冷凍庫で凍らせる。
3、梅の実が完全に凍ったら炊飯器に入れ、６００グラムのてんさい糖を加える。
4、保温中、何回か混ぜ24時間でできあがり。煮沸消毒した瓶に詰める。

冷蔵庫に入れておけば一年はもつ。私は秋までに飲みきってしまうけれど。

まるごと美に役立つ「柚子」活用法

夏の終わりから秋にかけての楽しみは、無農薬の青唐辛子を取り寄せて、「青唐辛子の三升漬け」をつくること。発酵食品は、育てる喜びも楽しみの一つだ。

そして冬が訪れると、また楽しい季節の恒例行事が待っている。毎年11月になると、農家から無農薬の柚子を取り寄せて、柚子をまるごと下処理して保存食をつくる。

柚子は代謝に役立つビタミンC、抗酸化作用や免疫力アップによいとされるビタミンAなどが豊富。美肌にいいのはもちろん、寒い冬を乗り切る栄養素がたっぷり。柚子はムダにするところがない。まるごと美や健康に役立つ作用がある。

もともとは、ぬか床の香りづけに入れる柚子皮を一年分用意するのが目的だったのだが、皮以外の果汁、果肉、中ワタを廃棄するのがもったいなくて、様々な用途に使い分けることにしたのだ。

皮　　　　　冷凍保存して、ぬか床や料理に
果汁　　　　柚子ポン酢に
果肉・中ワタ・種　ジャムに

まず、柚子をよく洗って皮を下処理後、小分けにして冷凍保存。約2ヵ月おきに冷凍のまま、ぬか床へ加えていく。冷凍保存しておけば一年中料理にも使える。

果汁は柚子ポン酢にする。青菜と和えたり鍋料理のつけだれにしたり。どんな料理にも合うし、柚子の爽やかな風味と酸味がクセになる。我が家はこれなしでは生きていけないほど好き。果肉と中ワタはジャムにして瓶詰めに。柚子茶にすると、とても美味しい。柚子に含まれる血行促進に役立つ成分が体を芯から温めてくれる。もちろんパンに塗ってもいい。柚子の種も栄養たっぷり。ペクチンが豊富なので、水から茹でて、ジャムをつくるときに茹で汁も煮込むとトロミがつく。

つくり方やその他の材料についての詳細は、インターネットなどでも紹介されているから、お好みで。ぜひ試してみて。

私の愛する調理道具

私のキッチンはじつにシンプル。

調理道具や台所用品は、必要最低限。長く使っているものばかり。

機能性やデザイン性が高い便利なキッチンツールは、次々と世に出てくるけれど、新しい道具を買い足すことは、ほとんどない。

最新の抗菌加工のプラスチック製まな板、特殊加工が施された良く切れる包丁、便利な千切りスライサーなどは時短にも役立ち、とても便利かもしれないが、以前は気になるものを買っては試していたけれど、結局使わなくなってしまうことが多い。だから私は、今ある道具で十分。

道具は、いいもの、長く愛せるものが必要量あればいい。心から愛せるものを、長く大切に使いたい。

その中でも、厳選した私の愛用調理道具を紹介しよう。

母から譲り受けた「まな板」

まな板は母から譲り受けた木製まな板を20年以上使用している。母の時代から数えると、40年は超えているかもしれない。こう書くと、高級天然木のような名品を想像するかもしれないが、ほんとうに普通のまな板だ。どこのメーカーだったのか、母はもう忘れてしまったみたいだけれど、とても頑丈で安定感もあり、包丁のなじみも良く、いまだにゆがんでもいないところがすごい。

料理が美味しくなる「鉄製フライパン」

鉄製フライパンは、貧血症だった私に母が、「鉄分も摂れるから、鉄製のフライパンを使ったらどう？ 料理も美味しくできるよ」とすすめてくれたもの。重たくて手入れも一手間かかるが、鉄製の魅力は熱伝導率が良く、お肉なら外はカリッと中はジューシーに、野菜炒めならシャキシャキに仕上げてくれる。調理道具は、便利さやデザイン性より、素材本来の味を活かすことが大事だと実感している。

職人の手づくり「銅のおろし金」

日本の調理道具は、食材の個性を活かす技術がすばらしい。私が愛用している職人手づくりの「銅のおろし金」は、大根や生姜をすると、口当たりがまろやかで、素材の味を損なわず、とても美味しい「おろし」ができる。このおろし金なら、少ない力で角度を変えずにすり続けられるのもいい。日本の調理道具は日本の伝統文化と通じているし、調理道具にも職人がいる。そんな日本の職人たちを応援したいという気持ちもあり、私は日本の調理道具を使っている。少し値段は高めだけれど、きちんと手入れをして大事に使えば、長く使えてサステナブル。

みじん切りに役立つ「ハンディチョッパー」

もう一つ、日本製ではないけれど、試してみて愛用品に加わったものがティファールの「ハンディチョッパー」。これはほんとうに便利。玉ねぎのみじん切りや、「青唐辛子の三升漬け」をつくるときの唐辛子のみじん切りなど、何かと重宝している。ハンドルを引くだけで、食材の細胞を壊さず、あっという間にできる。何より、包丁で切るより、目が痛くなりにくいのがいい。

私が食品を選ぶ基準

100％安心な食品を選ぶのは難しいけれど、我が家はかなり徹底している。

私がオーガニックにこだわり始めたのは、子どもを授かったとき。自分が口にしたものがお腹の子どもに影響するなんて、とても神秘的だが責任重大なことだと思ったからだ。息子が生まれてからも極力オーガニックな食材選びを心がけた。そのおかげか息子は丈夫で健やかに育ったと思う。

私が食品を選ぶ基準は、「可能な限り化学的な農薬を使用しないオーガニック」「無農薬」「低農薬」「国産」「無添加」。さらに「製造過程・生産者のこだわり」がわかればより安心。無農薬の野菜を選ぶことは、長い目で見ると、日本の農業が生き延び、継続していくことにつながる。なぜなら、化学的な農薬ばかりを使用していると、それに頼らざるを得ない農業になり、土地もどんどん痩せ、やがて虫もいなくなり、多様性を欠いてしまう。結果的に、貧弱な土壌になってしまうのだ。さらに、農薬で駆除された虫をエサとして生きる自然界の動物たちは飢え、やがて土地を離れる。そうして生態系の循環は壊れてしまう。

無農薬野菜を選ぶことは、それらをつくる農家を応援、サポートすることになり、土壌の中の生物、虫、動物などあらゆる命を守る好循環が生まれる。

国産の食材を選ぶことも大事。つまり、自国の農業全体をサポートすることにつながる。日本は豊かな農産物・水産資源の宝庫。生産者と私たち消費者の間で、食材がうまく循環できたらいいと思う。国産品を選び、美味しく食べて、日本の生産者のみなさんを応援していきたい。

他にも、動物の生態に合わせた飼育、環境への負荷をなるべくかけない配送方法、容器や包装などリユース・リサイクルなどへの取り組み、水産資源の保全、できるだけ持続可能で環境にやさしい取り組み、生産工程の情報公開など。

最近はコロナ禍で困っている生産者さんがクラウドファンディングをしていたり、余ってしまった食材を売っているウェブサイトがあるので使用している。

すべてとは言わないけれど、それらを意識するだけで生産者も消費者も、ハッピーな世の中に少しずつ近づいていくと思う。

私の調味料の選び方

私は、美味しくて、体にやさしい料理の決め手は、「ちょっといい調味料」だと思っている。「ちょっといい」というのは、昔ながらの伝統製法で丁寧に造られた、国産の調味料のこと。防腐剤や着色料などを加えていない無添加のものや、自然発酵作用で熟成させる製法のものは、旨みもしっかりしている。

各調味料について、私のこだわるポイントを紹介しよう。

糖類

低GI、ミネラル豊富で栄養価が高く、無添加・オーガニックのものを選ぶ。

◆ココナッツシュガー

GI値は「35」。ココナッツシュガーはカリウムなどミネラルも豊富。原料は、ココナッツの実の部分ではなく花蜜から採取されるため、煮物に使用してもココナッツ特有の甘い香りは気にならない。

◆ヤーコンシロップ

GI値はなんと「1」。キク科の植物「ヤーコン」から造られるシロップ。天然のオリゴ糖やミネラルが豊富。シロップなので、ドレッシングに甘みを加えたいときに便利。煮物や炒めものに少量加えるとコクが出て美味しい。

塩

塩は、日本の海水で採れる、昔ながらの製法で造られた無添加のものを選んでいる。海は人間の根源的なものだから、自分が生まれ育った海の塩を食べたい。日本で採れない岩塩（太古の海水が濃縮した鉱物）や、ヨーロッパの塩などは使用しない。もちろん海外の塩も、旨みやミネラル豊富で美味しいけれど。日本の塩は、各地で製法も違い、味も個性がありおもしろい。

その中でも愛用する塩は、次ページのとおり。

◆奥能登珠洲で500年以上続く伝統製法の塩「揚げ浜の塩」

我が家の定番。汲み上げた海水を塩田にまき太陽と風にさらし、それを何度も繰り返し、釜で炊き水分を蒸発させた塩。塩分濃度が高いので少しずつ使用している。ミネラル豊富でまろやかな味わい。

◆ミネラル豊富な沖縄の塩「ぬちまーす」

沖縄県本島宮城島のサンゴ礁が美しい太平洋側の海水のみを使った無添加の塩を使用している。一般の塩と比べて塩分濃度が25%低く、ミネラル豊富（マグネシウムは200倍、カリウムは10倍）。雪のようなパウダー状で、サラダにも合うし、生野菜やお肉にかけるだけでめちゃくちゃ美味しくて、10年ほど前からリピートしている。

◆伊勢神宮にも奉納される天然焼塩「岩戸の塩」

にがりをそのまま焼き込んだ天然焼塩。三重県伊勢市二見浦の海水を汲み上げ、薪を焚いた釜に海水を入れ水分を飛ばし、原始的な作業で造っている。製法は天照大神の神話の時代から始まり、伊勢神宮にも奉納されている。

味噌

味噌は、何種類かの「生味噌」を使用している。

「麦味噌」なら愛媛県宇和島にある昔ながらの伝統の味を守る味噌屋「井伊商店」のもの。素朴な味で美味しい。塩分が低く麹を使う量が多いので、麦麹独自の香りと甘みが強い。きゅうりなど、生野菜につけて食べる。

他にも、新潟県新潟市「糀屋団四郎」の「銀印味噌」も使う。昔ながらの製法と味わいを大切に守り続け、蔵付酵母で無添加、新潟大豆と新潟米を使用。

ちなみに私は、生味噌は発酵が進むため、半分は冷凍している。そうすると出来たての風味を損なわないし、冷凍庫から冷蔵庫に戻せば麹菌が目覚める。

醤油・料理酒・みりん・出汁・塩麹・醤油麹

醤油は、製法にこだわりのあるもの。こいくち醤油なら長崎県のメーカー「チョーコー」の「超特選むらさき」が定番。

料理酒は、福島県西白河の酒蔵「大木代吉本店」の「こんにちは料理酒」。少量で素材の持ち味を引き出し、料理に旨みとコクを与える。

みりんは、埼玉県狭山「味の一醸造」の「味の母」。お酒の風味とみりんの旨みを併せ持ち、あらゆる料理に使える。

出汁は、無添加でオーガニックの粉末の和風出汁を使用している。

塩麹・醤油麹は生麹を使ってつくる手づくりのもの。自分でつくると育てる楽しさも味わいの一つになる。

七味・山椒

和食の仕上げに体を温める効果もある七味や山椒をよく使う。ピリッとした辛さと香りで味が締まる。たとえば酒粕汁や味噌汁の仕上げに山椒をふりかけると美味しい。昔ながらの工法にこだわる老舗「やげん堀」のものを使用。

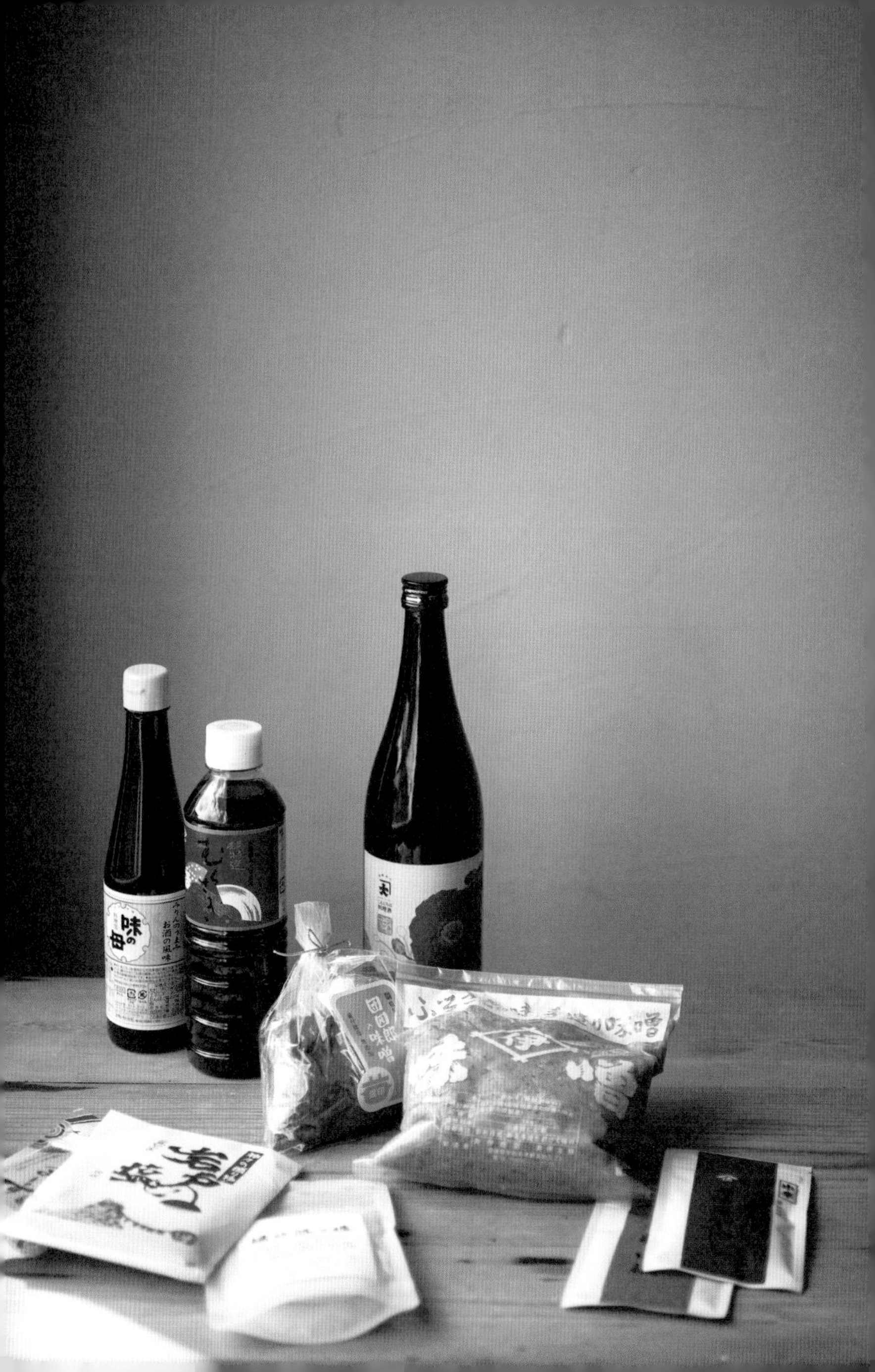
味の母
お酒の風味

オイル

油は敬遠しがちだけれど、最近では良質な油を摂ることが見直され、今ではオメガ3やオメガ6は当たり前になり、MCTオイルは定番になった。

私がオイルを選ぶ基準は次のとおり。

◆サラダやスープに「アマニ油」

化学溶剤を使用せずコールドプレス製法で搾油・精製した機能性表示食品の「ニップン」のアマニ油を使用。加熱せずにサラダやスープにかけて食べる。

◆加熱料理には「グレープシードオイル」

調理油の替わりに使用。化学溶剤を使用せずコールドプレス製法で搾油・精製したものを選ぶ。あっさり軽くクセがないから、素材の風味を邪魔しない。コレステロールゼロで、ビタミンE、ポリフェノール、リノール酸がたっぷり。

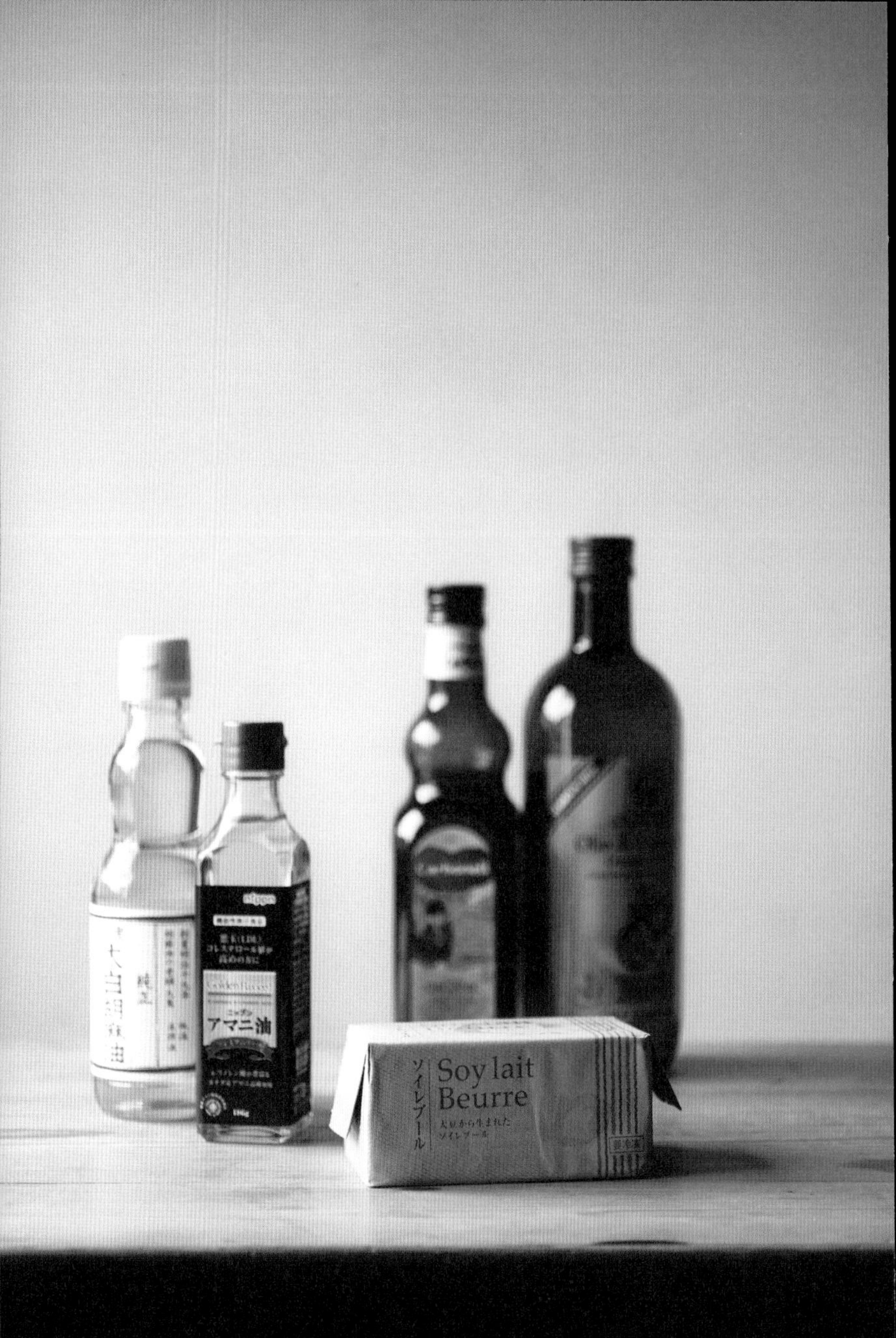
アマニ油
ソイレブール
Soy lait
Beurre
大豆から生まれた
ソイレブール

◆ごま油

炒めものには「太白胡麻油」を使用。香りはないが、豊かなごまのコクとすっきりとした後味が特徴。サラダや非加熱料理には、香りのいい低温焙煎のごま油。どちらも圧搾製法のもの。

◆オリーブオイルは「エキストラヴァージンオイル」

伝統製法で造る初摘みのオリーブを使った無濾過でオーガニックのエキストラヴァージンオリーブオイルを何種類か使い分けている。

◆バターの替わりに「豆乳クリームバター」

動物性バターの替わりにヘルシーな豆乳クリームバター「ソイレブール」（不二製油）を使用。植物油脂を手がける国内メーカーが世界初の特許製法で造ったもの。すっきりあっさりしているのにコクが出る。食材本来の風味も引き立つ。

ドレッシングは手づくり

新鮮な食材は、いい調味料でシンプルにいただくのがベスト。お肉なら塩とこしょう。野菜サラダなら塩、レモン（お酢）、アマニ油をサッとふりかけたり。他に、塩麹、ごま油、エキストラヴァージンオリーブオイル、醤油、お酢、手づくりの柚子ポン酢など、料理に合わせていろいろ。ちなみに、78ページで紹介した塩麹トマトで使用した「塩麹ドレッシング」はとてもかんたんで私の定番。

塩分を摂りすぎたら

以上の調味料は旨みとコクがあるものばかり。余分な塩分などを足すことなく、滋味深く、美味しい料理ができあがる。塩分の摂りすぎは、むくみの原因になるだけではなく、様々な病気の原因にもなるから、もちろん摂りすぎは良くない。私は「塩分をちょっと摂りすぎちゃった！」というときには、翌朝、カリウムが豊富なバナナを食べたりする。摂りすぎた塩分を体内から排出するのに役に立つ。カリウムは他にも、トマトやきゅうりなどの野菜や海藻類などにも含まれている。

エコグッズ活用&野菜の端っこも二次利用

私は炊事の生活排水により、環境に負荷をかけないように、ホタテ貝殻の洗剤「618ホタテパウダー」を使用している。水に溶けると強アルカリ水になり、キッチンをはじめ、お風呂やトイレ、リビング、レモンなどの残留農薬の洗浄にも使えて便利。この洗剤なら、排水管や河川もきれいにしながら自然に還る。

他にも、アップサイクル可能なガラス飲料「チャリティ」。中身を飲み終えたらキャップ部分をポンプやディスペンサーに取り替えることができ、液体石鹸やドレッシング用のおしゃれなボトルとして再利用できる。他にもプラスチックフリーの保存袋「スタッシャー」、再利用可能なラップ「ミツロウラップ」、再生繊維でつくられた「スカーリングスポンジ」、ステンレスのストロー、野菜ネットやエコバッグも使用。エコグッズは東京・外苑前のITOCHU SDGs STUDIOが種類を豊富に取り揃えており、よく利用している。

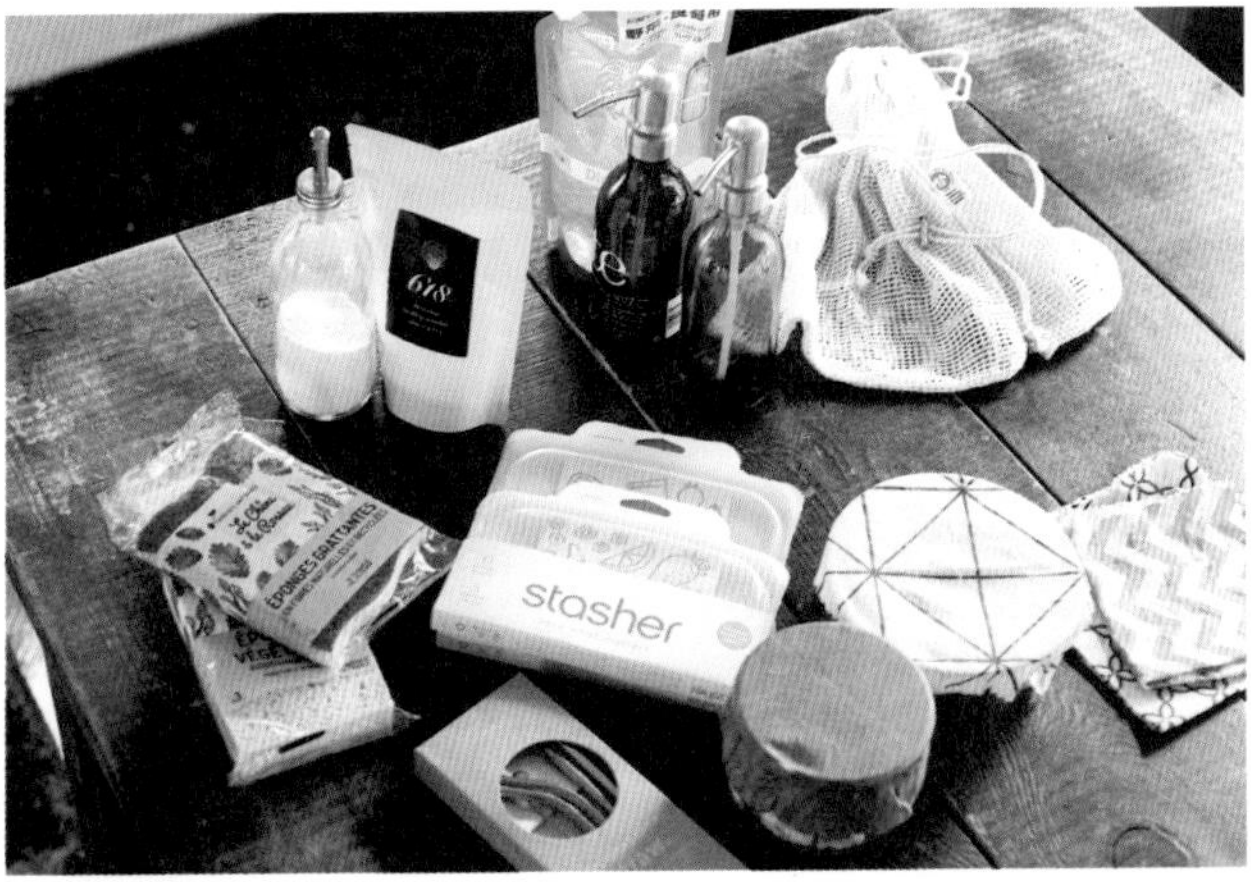
618
ÉPONGES GRATTANTES
stasher

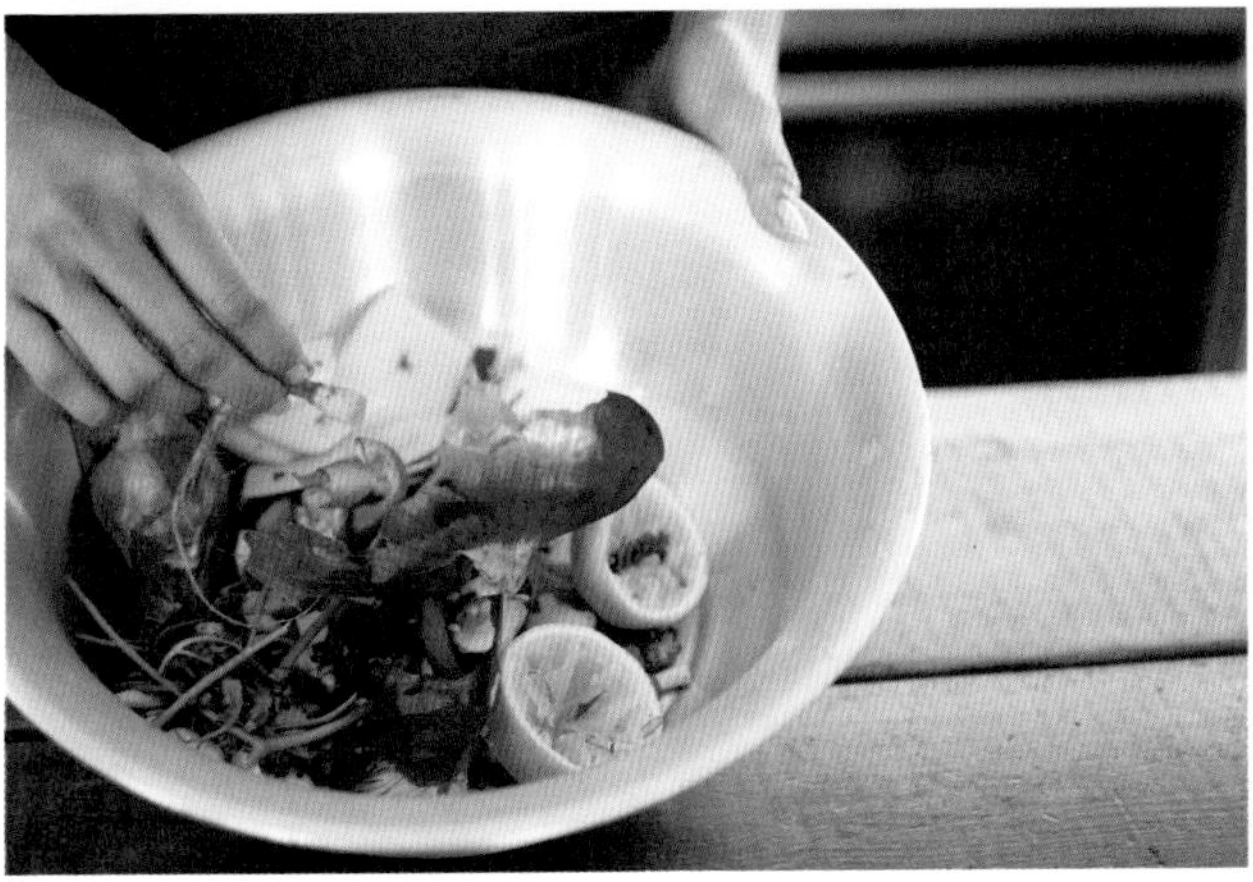

野菜もできる限りまるまる使い切る。料理で余った半端な野菜をピクルス漬けにしてワインのおつまみにしたり。端っこはとくに栄養価が高く美味しいから、わざと余らせたりすることも。食材は余すことなく使いたいしフードロスも回避できる。

野菜くずも、「野菜ブイヨン」をつくって有効活用。美味しくて栄養たっぷりの野菜出汁がとれる。野菜の切れ端や皮、芯など、しっかり汚れを落とし、プラスチックフリーの保存袋に入れて冷凍庫にストックして、ある程度溜まったらブイヨンをつくる。野菜はもちろん無農薬に限るが、つくり方はとてもかんたん。野菜くずを水から茹で弱火で20分。野菜をこしたら野菜ブイヨンの完成。小分けに冷凍保存すると便利。

ちなみに水分を含んだ調理くずは、焼却炉で燃焼する際、大量の熱量を要する。家庭で少しでも生ゴミを減らしていけば、CO_2の削減につながると思う。今は便利な家庭用コンポストもたくさん出てきて、生ゴミの堆肥化もラクになってきた。できた堆肥を引き取ってくれるサービスもあるらしい。私も以前、生ゴミの堆肥化をおこなっていたが、最近、かんたんキットを購入し、また始めている。堆肥ができたらハーブを育て、料理に使ったり、レモンを入れたデトックスウォーターをつくる予定。

地球のことも考え、できることから始めたい。

LESSON.

4

美味しく食べる！　楽しく食べる！

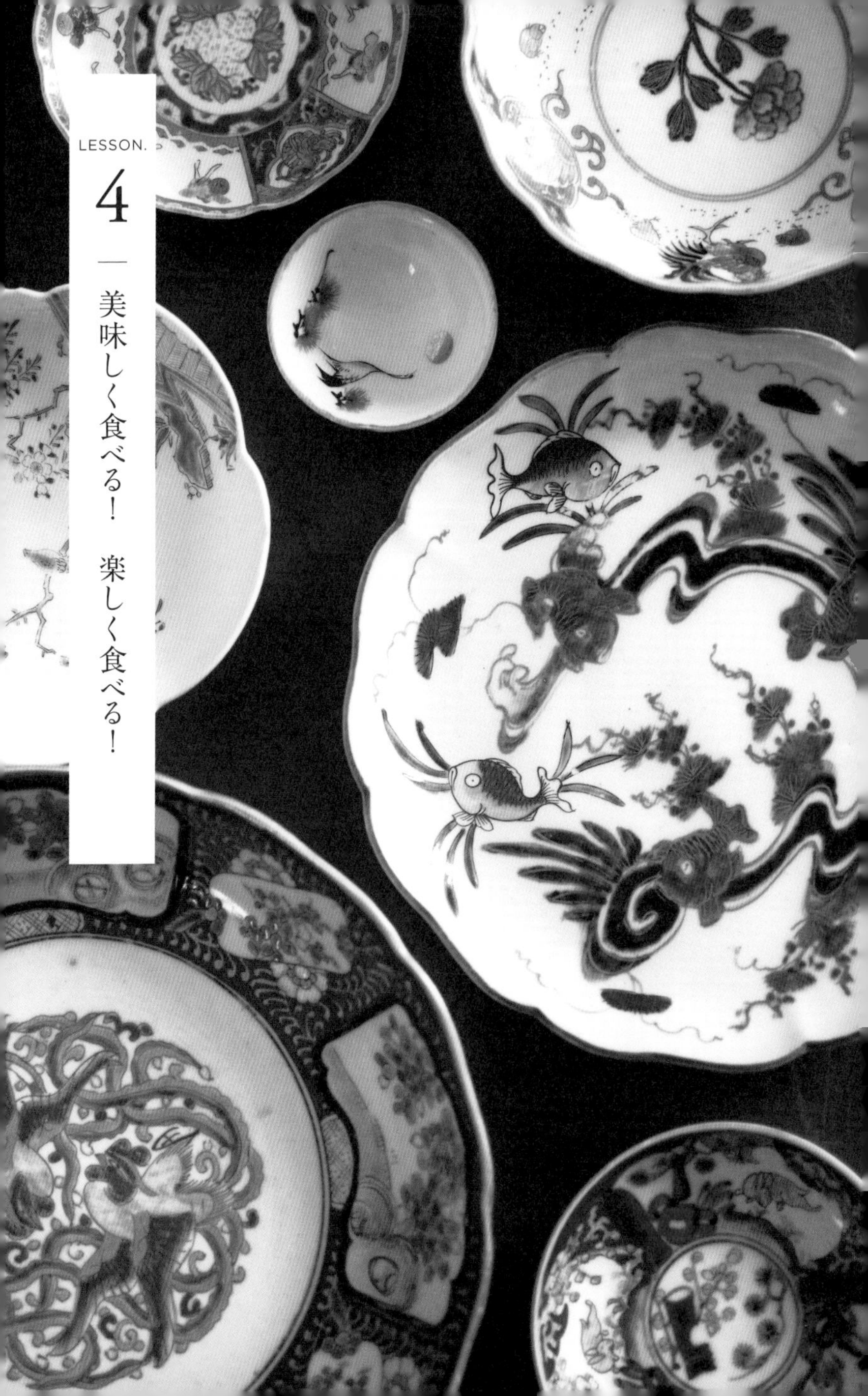

「ごほうびごはん」は心の栄養になる

大好きなラーメンは年二回。年二回だからこそ、渾身の一杯を、最高の気分で味わいたい。旅先やロケで訪れた地元の有名なラーメン屋さんでも近所の美味しいラーメン屋さんでもいい。とにかく年二回。それは自分への枷《かせ》でもある。ラーメンを年二回食べようが、五回食べようが大差はないと思う。しかし、その大好きなラーメンを我慢しているという行為が、自分にちょっとした自信を与えてくれる。そして次回のラーメンの日を楽しみに「よし、頑張ろう!」となるのだ。

ストイックな生活の中に、こんな〝ごほうびごはん〟の日があると楽しい。

私は子どものころ森や川で遊ぶのが好きな自然児だったということもあり、休みがとれたら大自然を求めて車を走らせる。旅館の温泉でのんびりしたあとの最大の楽しみは、なんといっても旅館の食事だ。私は夜も朝もできるだけ残さずいただく。朝食なんて白米を茶わんで三杯くらい平気で食べてしまう。

いつかのスノボ旅行で訪れた北海道旭川では、郷土料理の生ニシン麹漬けをアテに、地酒を心ゆくまで堪能したこともある。せっかくの旅なのだから、とことん楽しむ主義。

こんな感じで年に数回訪れる〝ごほうびごはん〟は、心の栄養にもなる。

もう一つ、今まで内緒にしてきた禁断の〝ごほうびおやつ〟がある。某ドーナツチェーン店のホイップクリームたっぷりのドーナツだ。これはさすがに年に一回あるかないか。外出先でたまたま見つけたときだけ。息子も大好きだから、いろんな味も楽しめる10個セットを買って、私は3個、息子はなんと7個、平気でペロリと食べてしまう。こんなハッピーなおやつが日常的だと困るけれど、たまのごほうびならいい。

職業柄、レストランでの会食の機会も多い。外食全般に言えることだが、塩分が高いこともあり、お酒も進むし翌朝のむくみが心配。だから会食が頻繁にあると困るのが本音だ。それでも、せっかくのごちそうは全部食べたい主義。コース料理なら予め量を減らしてもらったり、食べられないものは伝えておく。

美味しいものをいただく喜びを、ずっと大切にしていきたい。

「体に美味しい」が基本

以前はよく長時間のフライトで体調を崩していた。最近はある程度、コントロールできるようになり、渡航先で大きく体調を崩すこともなく、風邪もあまりひかなくなったけれど。

2020年、久しぶりのパリ滞在では、試しに時差ボケ予防のために初日から三日間ベジタリアン生活をおくってみた。すると、時差ボケはさほど気にはならず、体も軽く感じた。この期間、お肉や魚料理を欲することはなかったのだが、三日目のディナーで、隣のテーブルの人がお肉を食べていたせいもあって、

〈そろそろ明日は、お肉か、お魚にしてみない？〉

と、体の声が聞こえた。私の体が動物性タンパク質を欲しているということ。

翌日ビストロでお肉料理をいただくと、

〈美味しい！〉

と私の体が喜んだ。これは試しにおこなっただけで、すべての人に当てはまるとは言えない。こんな話を人に話すと、「体に美味しいって、どういうこと？」ってみんな首を傾げるけれど、そんなに難しいことではないし、スピリチュアルな話でもない。体が欲する食べ方をしていく、ということなのだ。乾燥した大地に水をまくように、体にじんわり栄養が沁み渡る感覚だ。日々そんな体のサインに従っていると、心身ともに快適になってくる。

逆に、口がさみしいとか、見た目が美味しそうだからと、体調が悪くても体の声を無視して、こってりとしたハンバーガーや特大ピザを食べてしまったら、胃がもたれて、翌日の体はだるいし、余計に体調も悪くしてしまう。そういう食事は、体に美味しくないと言える。

私が体の声を重視するようになったのは、海外での仕事が多いせいかもしれない。胃腸があまり丈夫ではないから、現地の水や油が合わず、食事に関していろいろと考えることが多かった。現地の日本料理屋さんで和食をいただくと、ホッとして、体の芯からじわっと元気になれた。

この感覚が、私にとっての「体に美味しい」食事なのだ。

おうちごはんは最高のごちそう

「人生最後の日に何を食べたい？」って質問されたら、「サンマの塩焼き、納豆、梅干し、豆腐とわかめの味噌汁、辛子明太子、あと白米大盛り！」と即答する。

各国の美味しい料理を食べてきたが、私にとって最高のごちそうは、定番の和食。とくに家で食べるごはんはホッと落ち着く。好きな食材を選べて、味も量も調節できて、何より自分が食べたいものをつくることができる。

我が家は、息子用の男子ごはんと、私のごはんの二本立てになることが多い。男の子はやっぱり、唐揚げや生姜焼きのような、ガッツリ系料理が好き。息子が小さかったころは、彼が好きなハンバーグやオムライスなどをたくさんつくってあげた。多少の手間はかかるけれど、料理は苦ではないし、むしろ毎日美味しいごはんをつくってあげたい。

そんな私も最初から料理が得意だったわけではない。息子が生まれてから、本格的にレシピ本を見ながら学んでいった。レシピ本を開いて献立を考える時間は、ほんとうに幸せで。とくに栗原はるみさんの家庭料理のレシピが好きで、『ごちそうさまが、ききたくて。―家族の好きないつものごはん140選』（文化出版局）のシリーズは、今も私のバイブル的存在。

私はレシピ本に書かれている食材や手順を完璧にトレースしてつくるのにこだわっていたことがある。そうやってレシピどおりにつくり続けると、美味しさの秘訣のような勘どころが、だんだんわかってくる。今はレシピを自分なりにちょっとアレンジするのも好き。

もし、この本を読んでくださるあなたが、料理は苦手、めんどう、だと思うなら、そこはムリに頑張らなくていいと思う。きっと料理の他にセンスがあるはずだ。

私も最初はたくさん失敗もした。美味しいものが食べたい、息子に美味しいものを食べさせたい、という一心で、レシピ本を頼りにつくり続けて。するとだんだん上達していく。

だから焦らなくてもいい。料理はじっくり時間をかけて、自分の味を見つけていくものだと思うから。

誰かと食べれば、もっと美味しい！

私が料理の楽しさを覚えたのは、幼少のころ。

昼も夜も働いていた母のために何か役に立ちたくて、幼い妹のためにごはんをつくった。家にあった家庭料理本を引っ張り出し、美味しそうな料理を見つけては無我夢中でつくった。すると妹が「美味しい！」って喜んでくれて。

そのころの私は、子どもなりに悩みを抱えていて、気分が落ち込むことも多かったのだけれど、料理をつくることや「美味しい」の一言を聞くたびに明るい気分になれた。

今は、目の前でモリモリ食べてくれる息子を見ながら食べる食卓が、楽しくて幸せ。食べてもらいたい誰かがいると、料理をつくるハリも出るものだ。

休日になると、母と三姉妹家族が集まりワイワイ言いながらごはんを食べる。にぎやかな食事会は家族の恒例行事。美味しいごはんが真ん中にあると、絆も深くなる気がする。

私は一人で食べる食事も好きだが、撮影のランチタイムでスタッフと食べるごはんも好き。今まで知り得なかった仕事仲間の魅力も垣間見えて楽しい。

一人暮らしでも、時に誰かと食べれば、いつものごはんはきっと美味しくなる。

パリに暮らしていたころ、アパルトマンの住人たちが中庭に集まり、テーブルを広げ料理を持ち寄り、老若男女、知らない人同士が交流する食事会がたまにあって、とても楽しかった。それをきっかけに、みんな一気に打ち解けた。息子が他の家へ遊びに行ったり、うちに遊びに来たり。

そんなご近所さんと食でつながる文化は、昔は日本の暮らしにもあった。

私には、小さな大衆食堂のようなごはん屋さんをつくる夢がある。お母さんが働いている子ども、一人暮らしのおじいちゃん、おばあちゃん、友人同士や恋人たちも、みんなが気軽に立ち寄れる街角の食堂。たくさん並んだ大皿から自分の好きなものを取って、ワイワイ交流しながら食べるイメージ。

食は人と人をつなぐもの。

食を真ん中に、温かくてやさしい世の中になればいいなと思う。

古い時代の美しい器を日常でつかう

朝の楽しみは、美しい九谷《くたに》焼の湯呑みで、煎茶をいただくこと。

私はふだんの料理の器も、古い陶磁器を使うのが好き。たとえ貴重な骨董品でも、暮らしの中でふつうに使う。美しく鮮やかな染め付けは日常を彩り、その繊細で個性豊かな絵を眺めるのも好き。心を豊かにしてくれる。

日本の伝統文化や工芸に興味をもつようになったきっかけは、海外に出ていったころ、日本の文化について質問されても何も答えることができなくて、とても恥ずかしい思いをした経験から、日本の文化を学びたいという気持ちになった。

陶磁器との出合いは、アンティークの着物が見たくて、骨董市に行き始めたころ。そこで一目惚れしたのが、色鮮やかで多種多様な九谷焼の器だった。手描きの上絵付けは、おもしろい構図で人物や動物、道具などが描かれていたり、その時代の風情や日常も垣間見えたり、同じ図柄でも少しずつ違って、どこか愛嬌やユーモアを感じる。

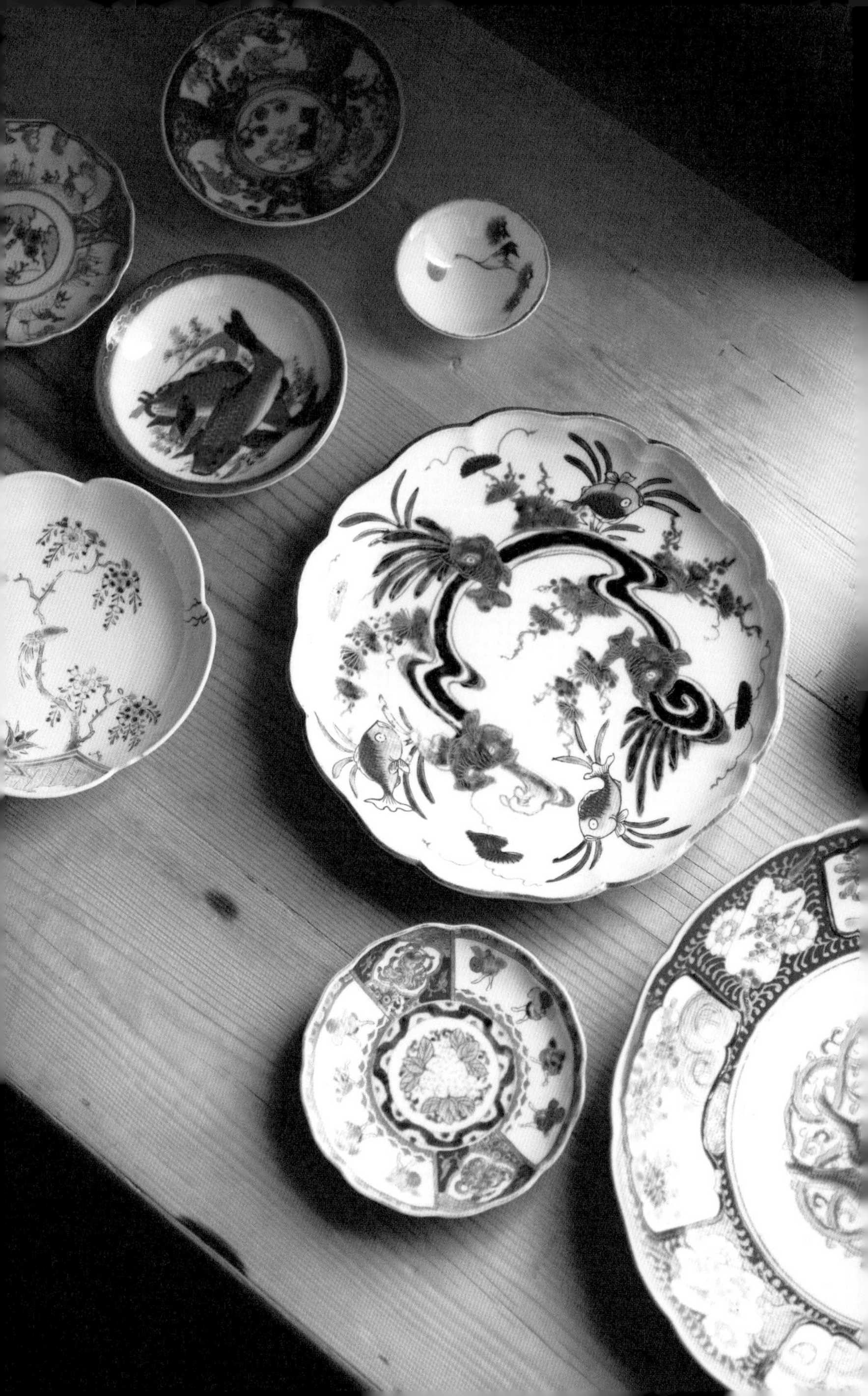

当時の職人の感性や、その時代に想いを馳せるのもおもしろい。これまで何人ものの手に渡り、様々な時代をくぐり抜けて、自分のところにやって来たと思うと、より愛着を感じる。古い時代のモノたちの、その旅の記憶を想像することがとても好き。

職人の手仕事によって生み出されたものは、時代を超えた美しさがある。

九谷焼の他にも、室町時代の漆器、李朝白磁の器、江戸時代の古伊万里。アンティークショップにも通うようになり、フランスの古い時代のカフェオレボウルなど、コレクションが増えていった。

もちろん、暮らしの中で陶磁器を使えば、割れたり欠けたりすることもあるけれど、金継《きんつ》ぎをして蘇らせるのも楽しみの一つ。使うことでサステナブルにもなり、日本のすばらしい文化を受け継いでいくことにもなる。

自分にとって価値のある、美しいモノに囲まれたライフスタイルは、私の人生の豊かさにもつながっているかもしれない。

美しく年齢を重ねる秘訣

「美しく年齢を重ねる」。これは私にとって人生のテーマ。

でも、まだまだ答えは出ない。

ここまで美をつくる食事について語ってきたけれど、年齢により肌は変化していくものだし、体質も変わってくる。ある程度の変化は仕方がないけれど、私にとって、それをどう受け入れ、対処していくかが大事。妥協はしても、諦めない。そう心に決めている。諦めずに、向上していきたい。

私はまだ「美しく歳を重ねること」について語れる年齢ではないし、第一段階に足を踏み入れたくらいだと思うけれど、これから先、40代、50代、60代の私と出会っていくのは楽しみでもある。

とくに私の周りの年上の女性たちは、みんなイキイキ輝いていて、自分のスタイルで人生を謳歌しているように見える。そんな楽しそうな姿を見ていると、年齢を重ねることは怖くないし、そんなに悲観的にならなくてもいいな、なんて思ったりする。

私には、モデルを生涯続けていきたいという夢がある。だから、年齢に縛られず、今やれる努力を怠らず、最善を尽くすのみ。未来の姿をあれこれ想像するより、今を思いっきり生きていたい。

それが美しく年齢を重ねることにつながると思うから。

私の母は、よくこんなことを言っている。

「一生懸命に働いて、美味しいごはんを食べて、家族と笑ってすごせたら、それがいちばんの幸せだよ」

美しく年齢を重ねるって、そういうことなのかもしれない。

LESSON. 5

やさしい気持ちになる食の思い出

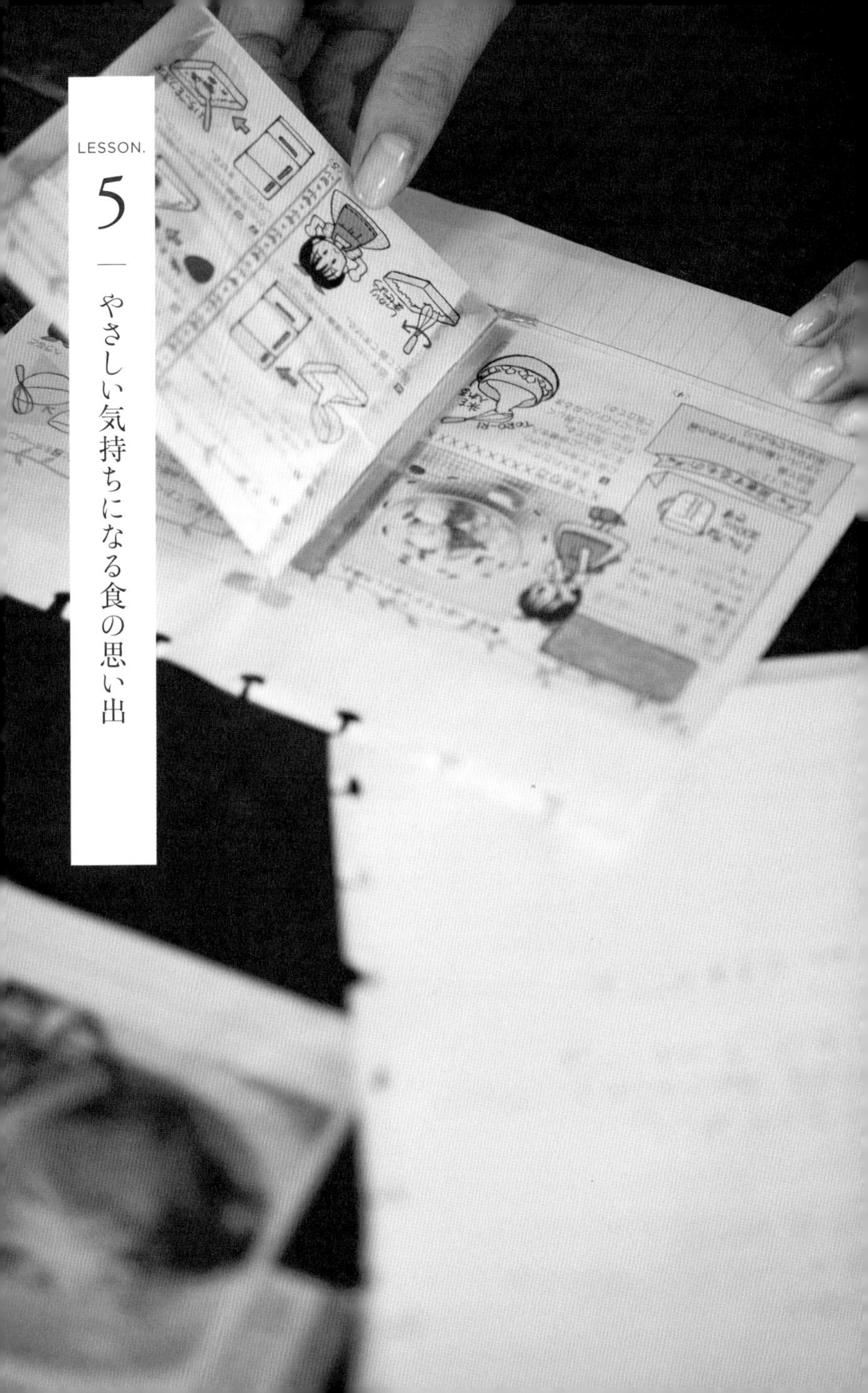

小さいころのレシピノート

「愛は小さいころから食いしん坊だったけど、なんでもいい子ではなかったよ」

母が言うには、私は料理に関して、とてもこだわる子どもだったらしい。

小学生のとき、

「ねえ、お母さん、今日給食で出たレバーの唐揚げが全然臭みがなくておいしかったの。同じものをつくって！」

と、大人顔負けのリクエストをして驚かせたという。母は昼も夜も休まず働いていたのに嫌な顔一つせず、娘の願いを聞き入れ、レバーの唐揚げを再現してくれたのだが、私は生意気にも「何か違う」とダメ出し。母は、その後も何回かつくってくれて。三度目くらいで私は「これこれ、この味。とても美味しい！」と言い放ったことを覚えている。

そんな私も成長するにつれ、母が不在のとき、姉とともに料理を担当するようになった。家には、たくさんの料理本があり、それは、世界各国のめずらしい料理でも、おしゃれな料理でもなく、ほんとうに素朴な家庭料理本で、母が若いころから読んできたものだった。私はそれを見るのが大好きで、パラパラめくっては、美味しそうな料理を自分でつくってみた。妹も喜んでくれそうな、かわいらしい「トマトのカップグラタン」をつくったとき、母が「美味しいね」って褒めてくれたのをきっかけに、どんどん料理が好きになっていったのだ。

小学6年生になったばかりの春、当時住んでいた家の前の原っぱに、たくさんのつくしが生えていたので、

「そうだ！　つくしの佃煮をつくろう！」

久しぶりに休みがとれて、めずらしく家にいた母は、原っぱのつくしを見るなり私たちに号令をかけた。私と妹は夢中になって、つくしを摘んだ。

採ったつくしは一本一本、とても丁寧に袴を取り、茹でてアク抜きをした。そんな下処理作業も楽しくて。とても幸せな、食の記憶。

甘辛く煮たら、「つくしの佃煮」のできあがり。ほろ苦いのに甘くて美味しい。炊きたての白米とよく合い、何杯もごはんをおかわりした。

子どもながらに料理がもたらす幸福感に酔いしれていた記憶。

つくしの佃煮をはじめ、良くできたレシピは、手づくりのレシピノートに書き留めていった。中でも印象に残っているのは、「梅干しのドレッシング」のレシピ。ほんとうに小さなころから梅干しが大好きだった私が、母と一緒に考えたドレッシング。

――うめぼし　サラダ油　かつおぶし　ごま　てきりょう　まぜあわす――

母と相談しながら書き留めていった。

そのころの私はきっと、大人になったらレシピノートの料理を再現しようと、真剣に考えていたのかもしれない。

そのレシピノートは、今も私の大切な宝物だ。

母の味

中学2年生になると、姉のすすめでモデルの世界に足を踏み入れた。

それまでは、背が高いことを揶揄《やゆ》され、猫背になって小さく縮こまり、自己肯定感のカケラもなかった私の人生が、180度変わっていった。

モデルになることに母は強く反対した。しかし、それを押し切ってティーン雑誌でモデルデビュー。高校2年で世界的なファッション誌の表紙を飾り、それをきっかけに、世界の舞台へと、一気に駆け上がっていった。そのときは料理をする暇もなく、世界のトップモデルたちと肩を並べ、華やかで多忙な日々をおくっていた。

今でもよく覚えているのが、18歳で神奈川の実家を離れ、東京で一人暮らしを始めたときのこと。母の「サトイモの煮つけ」が恋しくなって、味付けを想像しながら、勘だけでつくったのだが、ものすごくまずくて、あわてて母に電話した。

「ねえ、お母さん、サトイモの煮つけつくったんだけど、メッチャまずくてさ」

「あんた、甘いものが嫌いだからって、砂糖入れてないでしょ！　煮物は砂糖入れないと美味しくないわよ！」

「え、砂糖？……」

その反省から、はじめて「基本のおかず」のようなタイトルのレシピ本を買って、料理の腕を鍛えていったのだが、やっぱり料理上手な母の味にはかなわない。

今も母の家に遊びに行くと、「サトイモの煮つけ」「筑前煮」「紫花豆の煮物」など、野菜の煮物をリクエストする。とくに紫花豆の煮物は、今でもよくつくってもらう。母の豆の煮物は甘さ控えめで、醤油が効いていて美味しい。タンパク質の補給や、間食にちょうどよい。煮物以外でも、特別な食材を使わずに、冷蔵庫にあるもので、ほんとうに器用にチャチャチャッとつくってくれる。

そんな母は、女性としても私の理想。私はモデルとして誰かを目標としたことはないのだが、唯一、目標としているのは母のような女性だ。シングルで子ども三人を育て、睡眠時間はいつも2時間くらいだったはずだ。たいへんな時期もたくさんあったはずなのに、子どもたちにつらいと言ったこともなければ、あっけらかんと楽しく生きている。母はとても素敵な大人だ。あんなふうに生きられたらいいなと思う。

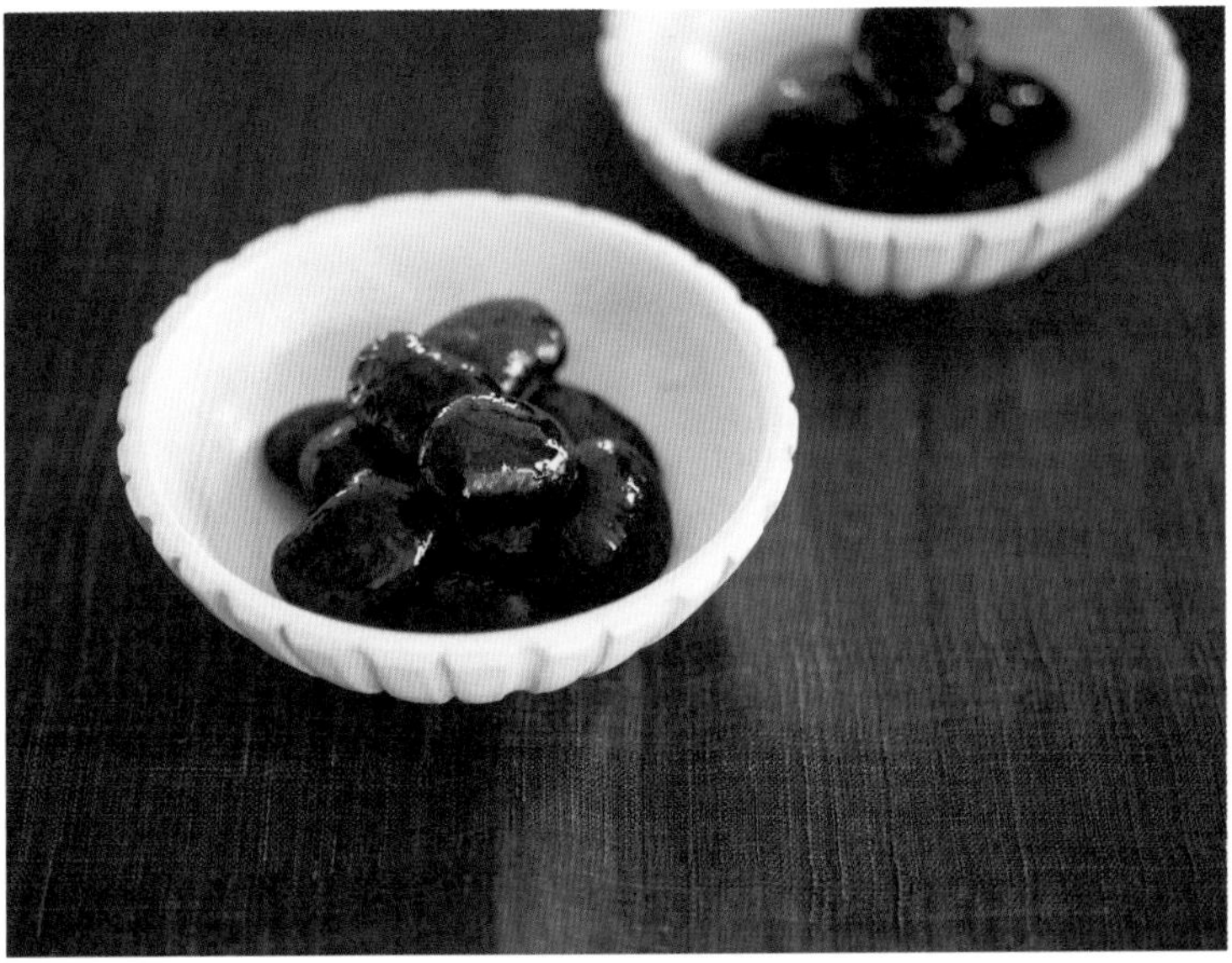

紫花豆の煮物

今でも良い豆を見つけたら
買って帰り、母につくってもらう

〈材料　つくりやすい分量〉

紫花豆　150g
砂糖　1カップ
醤油　大さじ5
お湯（40度くらい）　1ℓ

〈つくり方〉

❶紫花豆をやさしく水洗いし、3倍以上の水に、一昼夜つけて戻す。
❷鍋につけた水ごと火にかけ、中火にして沸騰したら弱火にし、10分くらい茹でる。
❸火を止めて、茹で汁を捨て、40度くらいのお湯を、豆の3倍くらい入れて、弱火で約30分茹でる。
❹茹で汁から豆が出ないよう注意しながらアクを取る。
❺指で潰れるくらいにやわらかくなったら、砂糖を入れて20分くらい弱火で煮る。その後、醤油を足して10分くらい煮たら火を止めて一晩おいておく（夏場は冷蔵庫へ）。

母の筑前煮

家庭料理が得意な母のつくる煮物は、何よりも好きな食べ物

〈材料　3、4人分〉

鶏むね肉　100g
こんにゃく　1枚
ごぼう　1/2本
にんじん　小1本
サトイモ　3、4個くらい
A
｜干ししいたけ　2枚
｜水　200cc
グレープシードオイル　大さじ1
水　200cc
日本酒、醤油　各大さじ3
砂糖　大さじ3
塩　少々

〈つくり方〉

❶Aを合わせて1時間以上おき、しいたけをやわらかく戻す。水気を絞って縦薄切りにする（戻し汁はとっておく）。
❷サトイモは皮をむいて約3、4cm角に切ってボウルに入れ、塩を振ってもんで洗い、水気をきる。鍋に入れてかぶるくらいの水を入れて火にかけ、沸いてきたら弱めの中火で10分くらい下茹でする。ザルにあげて水気をきる。
❸こんにゃくは約2cm角にちぎる。鍋に湯を沸かしてこんにゃくを入れ、熱湯で7、8分茹でて流水にあてて冷まし、ザルにあげて水気をきる（あく抜き済のこんにゃくなら、この工程は不要）。
❹ごぼう、にんじんはこんにゃくの大きさに合わせて乱切りにして、鶏肉は約2cm角に切る。
❺フライパンを熱してグレープシードオイルをひき、鶏肉を中火で炒める。表面の色が変わったら鍋に移し、こんにゃくも表面が少し白くなるまでよく炒めたら、鍋に移す。
❻⑤の材料が入った鍋に水を加え、沸いてきたら、日本酒、①の戻し汁、砂糖を加えて混ぜ、ごぼう、にんじん、醤油を加え、少しずらして蓋をして弱めの中火で10～12分煮る。
❼サトイモ、しいたけを加えて弱火でさらに7、8分煮る。野菜に竹串がスーッと通ったらできあがり。味をみて薄ければ醤油（分量外）でととのえる。

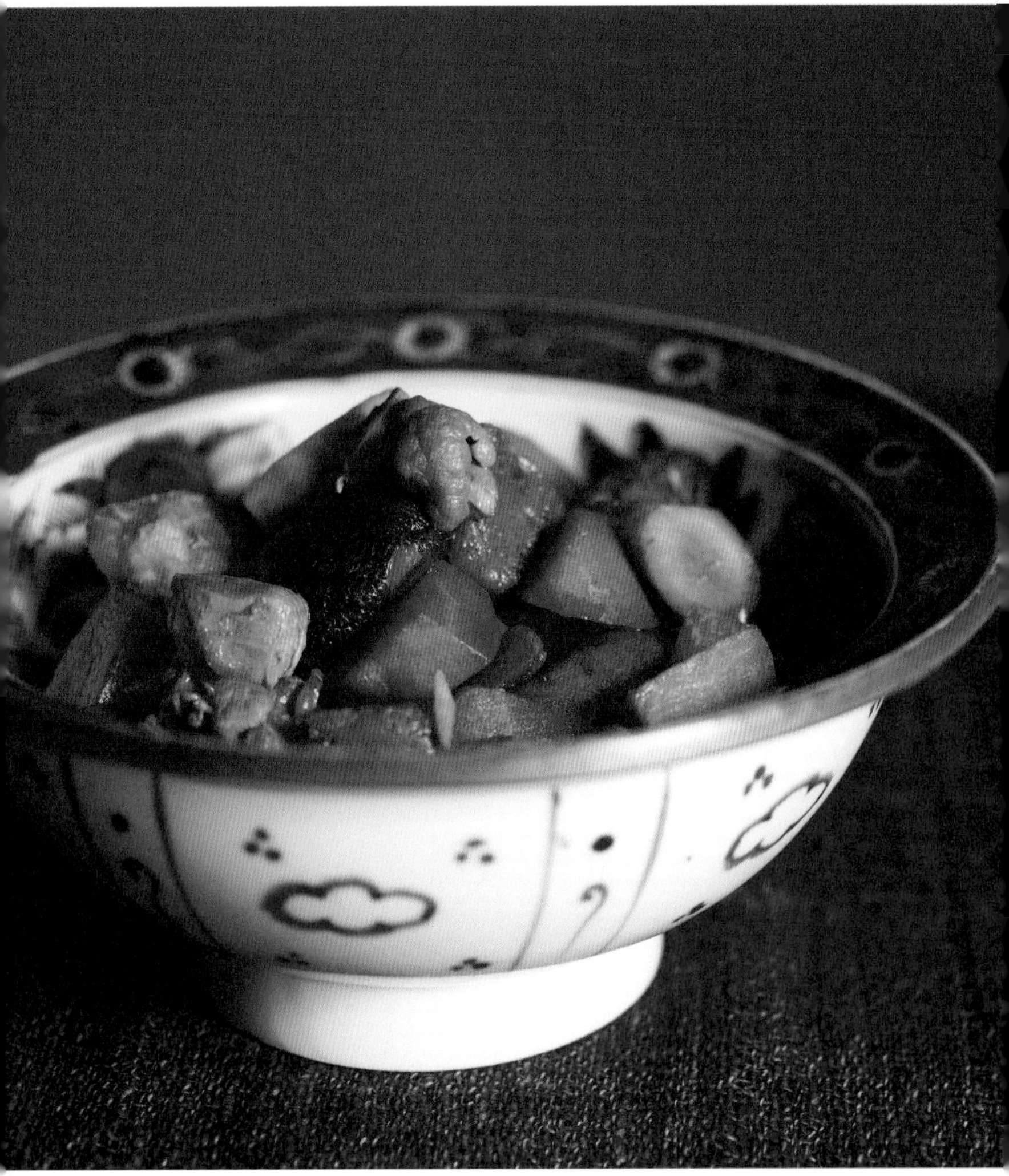

祖母の食の教え

まだ小学生だったころ、おばあちゃん子の私にとって、祖母の家で夏休みをすごすことは、大きな楽しみだった。お昼は必ず、みのもんたさん司会の情報番組が流れていて、ちびっこだった私は夏の怪談特集を見て震え上がっていたけれど、祖母は番組の健康コーナーが大好きだった。テレビを見ながらひたすらメモして、毎日一杯ココアを飲むといいとか、一日何枚海苔を食べるといいといった、流行りの健康法を教えてくれた。

ちなみに我が家のぬか床のタネは、祖母から、母、私へと譲り受けたもの。「ぬか漬けのような発酵食は、体にいいんだよ」って、いつも話してくれた。

私の健康志向は、そんな祖母のおかげ。

食の習慣についてあれこれ書いてきたけれど、結局、私の食の根幹をなすものは、祖母からの教えにつきる。

祖母はよく、こんな話をしてくれた。

「日本人が古くから食べてきたものを、毎日まんべんなく食べれば、元気でいられるよ」

それらの食材7品目の頭文字をとって、〝まごわやさしい〟と呼ばれていることも教えてくれた。

「ま」は豆類。「ご」はごま。「わ」はわかめ（海藻類）。「や」は野菜。「さ」は魚。「し」はしいたけ（きのこ類）。「い」はイモ類。

どれも和食に欠かせない食材だ。私は今も料理をするとき〝まごわやさしい〟の合言葉を忘れない。

祖母はこの食生活のおかげで健康的な人生をおくり、天寿を全うした。

食以外でも、様々な場面でさりげなく、私に言葉をかけてくれた人。

「愛、一日一回、人が喜ぶことをすれば、きっと幸せになれるよ」

いつも明るく、やさしく、ずっと私を応援してくれた大好きな祖母の教えは、今も私を支え続けている。

ニューヨーク〜母の梅干しに救われて

高校3年の2月、ニューヨーク・コレクションに初挑戦するため渡米した。
世界4大都市をコレクションサーキットして、名だたるブランドのコレクションに出演することがトップモデルの証だが、これは私がまだその入口に立っていたころの話。

現地の事務所も決まり、担当マネージャーもついたが、基本的にキャスティング会場は一人で回らなければならない。キャスティングとは、オーディション会場でブック(自分のポートフォリオが入ったもの)を渡し、ウォーキングを見せて、ブランドの服を着てみてと言われたら着て、採用の可否が決まるランウェイの登竜門。

当時は自分を売り込む語学力などなく、ブランドから採用されてもアジア人だからと差別を受け、悔しい思いをたくさんした。

それでも、負けん気の強さと怒りを原動力にして、突破していくしかなかった。

そんな孤独な闘いの中で救われたのが、日本から持参した母の手づくり梅干し。すっぱくてしょっぱい、昔ながらの素朴な梅干しで、一粒かじると酸味がじわっと体に沁み渡り、緊張感がいっきにほどけていった。他にもパックの白米、インスタント味噌汁もスーツケースに詰め込んでいった。当時のニューヨークは、オーガニックやローフードの黎明期で、ベジタリアン向けのレストランも出始めてはいたけれど店舗数は少なく、まだマイナーだった。オーガニックのスーパーもめずらしく、健康食品を扱う店は、やっとホールフーズマーケットができたくらい。

結局コレクションの最中は忙しくて、食べる時間がとれないから、ラーメンでもピザでも、なんでもいいから食べられるときに食べるという感じだった。

なぜなら当時のコレクションのバックステージは、そこそこのブランドでもまともな食事や水さえも用意されていなかったから。モデルを取り巻く労働環境は、決してよいと言えるものではなかった。

コレクションが終わると、駆け足でシェアハウスに戻り、梅干しと白いごはん、温かいインスタント味噌汁でホッと一息ついていた。

今となれば、なつかしい思い出。

パリの美味しい思い出

デビュー間もなく、トップモデルの仲間入りを果たした私は、23歳で長男を授かった。半年間の休業を経て、翌年のパリコレに参加したときは、ブランドからのリクエストで、まだ赤ちゃんだった長男を抱きながらランウェイを歩いた。

当時はパリを拠点に活動し、子育てをしながら忙しく世界中を飛び回っていた。それでもパリの街は、とても新鮮な食材が手に入るから、日本にいたときよりも料理を楽しんでいたと思う。週二回マルシェが開かれる日は、ほんとうにワクワクした。今では日本でも売られるようになったけれど、カラフルでめずらしい生鮮食品が並び、にんじんやトマトが5色以上あることに驚いたものだ。とくにルッコラがすごく元気で美味しくて、サラダやチーズと一緒に食べたりした。

他にも、フランス人は食べないからと、マルシェでマグロのトロを安く譲ってもらったり、家にある大きなオーブンでお肉や野菜を香ばしくグリルしたり。

とくにチーズのおいしさに目覚め、いろいろな種類を試した。シェーブルというソフトタイプの山羊のチーズや、ハードタイプのコンテ、青カビで熟成したブルーチーズなど、香りにクセのあるものを好んで食べていた。中でも「シェーブル・ショー」という料理は今も大好き。「ショー」はフランス語で「熱い」という意味。温めた山羊のチーズを使ったフランスの家庭料理だ。シェーブルをスライスして、ライ麦パンにのせて、焼いて食べるのが好み。

フランスの伝統菓子「タルト・タタン」もよく息子のためにつくった。これはバターと砂糖で炒めたリンゴを型に敷き詰めて、タルト生地をかぶせて焼いたもの。酸味と甘さがほっこりと口の中に広がり、素朴で美味しいスイーツだ。

あれから何度もパリを訪れているが、パリのカフェレストランで必ず食べるのは、伝統料理の「コンフィ・ド・カナール」。日本では「鴨のコンフィ」と呼ばれている。これは、塩をまぶした鴨肉を鴨油に漬け、低温でじっくり2時間火を通したもの。これをオーブンやフライパンで焼くと、こんがりパリッとして、めちゃくちゃ美味しい。レストランでは必ずカリカリのフライドポテトも添え、これらをアテに赤ワインを飲むのが最高！　今ふりかえってみると、やっぱりパリが好き。

フランス人のディナーは大人の時間

まだパリに住む前の話。パリコレで訪れたときのこと。

二十歳《はたち》そこそこの私が、レストランで見かけた心に残るシーンがある。

大人の素敵なカップルが、ほんとうに楽しげに食事をしていて。「いつかこんな大人になりたいな」って感じたことを、今でも思い出す。

フランス人にとってディナーは特別な時間。女性たちは一日の仕事が終わるとドレスに着替え、ほとんどノーメイクに真っ赤な口紅だけ塗って、ディナーへ向かう。ラフなのに、とってもおしゃれで。

夫婦であったとしても、子どもをベビーシッターに預け、ドレスアップしてたまのデートを楽しむ。共に美しく着飾って。ゆっくり食事をしながら、おしゃべりをして。そこは大人だけの空間。

大人と子どもの境界線もはっきりしている。子どもは、ある程度きちんとした会話ができて、食事のマナーを守ることができる年齢になるまで、大人と一緒のディナーやレストランでの食事はおあずけ。

私も息子が15歳になったとき、フレンチレストランに連れて行き、テーブルマナーを仕込んだ。習得できたかどうかは、わからないけれど（笑）。

パリのレストランの思い出をあげればキリがないけれど、今でもふと思い出すのは、モンマルトルのレストラン。

「チーズとワインが好き！」と当時の恋人に話したら、デートに連れ出してくれた。そこはパンとチーズだけが出される不思議なお店。テーブルにはクロスもかかっていない、ミシュランの星などついていない、カジュアルなレストランだったけれど、キャンドルの灯りがとてもロマンティックで。

ギャルソンも二人の会話を邪魔しないように、絶妙なタイミングで「ワインいかがですか？」とサーブをしてくれる。夜が永遠に続いたら素敵なのに、なんて思える時間だった。

こんなふうにパリの記憶をしみじみふりかえると、今すぐにでも飛んで行きたくなる。また、カフェでワインを飲みながら、大人の時間を楽しみたい。

モンゴル〜遊牧民の羊肉料理

数年前、中学生だった息子を誘って、ずっと憧れていたモンゴルの旅に出た。果てしなく続く空と大地を見てみたかったし、馬に乗って野山を自由に駆け巡る体験もしてみたかった。

モンゴルの首都・ウランバートルに着くと、さっそく車に乗って西へ向かう。所要時間は、なんと9時間。

近郊の集落だと村も観光化され、遊牧的な生活をおくってきた先住民も現代的に暮らしているそうだが、首都から車で9時間も行けば、緑も豊かで、より原始的な生活をおくる先住民の人たちに出合えるのだ。

草原のまっすぐな道をひたすら走り続ける。道中、出合うのはラクダや牛、山羊の群れだけ。ガソリンスタンドに併設されたコンビニのようなお店には、ロシアと中国のお菓子が売られていたり、食堂には中国風のラム肉入りの餃子や、ロシア風の揚げもの、韓国のキムチ料理など、近隣諸国の食文化が混ざり合っていたのが、とても興味深かった。

滞在先の村では、馬に乗って思いっきり大草原を駆け巡った。かなり遠くまで馬を走らせ、丘に登り、低木に成った実を食べてみたり。先住民の人たちと馬に乗って競走もした。

ハゲタカが動物の死骸にたかる光景を何度も見たし、食べ尽くされた山羊や牛の骨が草原に散らばっているのを目の当たりにした。きっと、そうして死を身近に感じることによって、生をも感じることができ、死生観を養うことにつながるのだと思う。

食事は先住民の人たちが私たちのために羊を一頭ふるまってくれる。仔羊を屠《ほふ》るときは痛みを感じないように、一滴の血も大地にこぼさず、汚すことなく、美しく解体されていく。それはモンゴルの遊牧民にとって、とても神聖な儀式。血もすべて腸詰めされソーセージになり、毛皮はゲル（住居）のフェルトに使用される。彼らは「羊一頭に捨てるところは何もない」と言う。

羊の解体を見て、私たちは「いのち」をいただいて生きていることを改めて気づかされた。感謝を忘れてはならないと。

ちなみに羊肉は、ドラム缶に焼けた石とお肉とじゃがいも、にんじん、玉ねぎを重ね、蒸し焼きにする伝統料理「ホルホグ」になる。味付けは塩だけなのに、羊の奥深い味と野菜が心に沁みるおいしさだった。ちょっとクセのあるラム肉が苦手な息子も、滞在期間はとにかく羊料理ばかりだから、だんだん食べられるようになっていった。

夜は星空の天幕のもと、ゲルで寝るのだが、すっかり馬が気に入った息子が夜中なのに「馬の様子を見てくる」なんて言い出して。ちょっと心配で一緒に外に出てみると、プラネタリウムのような満天の星空に圧倒された。

朝は放牧している羊や山羊の鳴き声で、嫌でも目が覚めてしまう。

このモンゴルの旅で、人は自然と共に生きていることを、より実感できたし、以前よりもっと、すべての「いのち」に「いただきます」「ごちそうさま」と、心から言える。

私たちの人生に何かしらの影響を及ぼした、そんなすばらしい旅だった。

アフリカの村のおもてなし

公益社団法人ジョイセフの活動でアフリカの国ザンビア共和国、タンザニア、そしてWFP（国際連合世界食糧計画）の活動でエチオピアへ訪れたことがある。

2011年、エチオピアの農村部を訪れたのは、ひどい干ばつにより、過去60年で最悪の飢饉が発生したころだった。

私は緊急食糧支援の活動で、危機に貧した村の小学校を訪問した。食糧支援と言っても、そこで出されるものは、トウモロコシの粉と栄養強化食品の粉を混ぜたもの。それだけ、と思いがちだが、彼らにとってそれは唯一の豊富な栄養供給源なのだ。

今は日本のNPOが学校給食制度を導入し徐々に広まっているが、まだまだ行き届いていないところも多い。飢餓に直面した子どもたちを目の当たりにして、自分が今置かれている状況が、どれだけ恵まれているかを痛感した。

もう一つ、とても忘れられない光景がある。ジョイセフの活動で、アフリカの小さな貧しい村を訪問したときのこと。

遠くからやって来た私たち客人のために、「今日は特別な日だから」と、家族もめったに食べられない、大切に飼育する貴重なニワトリをさばいて、温かくもてなしてくれたのだ。その気持ちをありがたく受け止め、残さずにいただいた。

私たちがそれをいただいていると、その家の子どもたちが食べたそうな顔をして遠くから見ている。それが切なくて、申し訳なくて。

そのときの光景が頭に浮かぶから、やっぱり食事は余すことなく、いただきたいと思う。

今、地球の裏側には、私たちと同じ時間を生きながら、食べるものが足りずに死んでいく子どもたちがいる。そのことを知り、食糧をムダにしないこと。それも巡り巡って支援の一つになる。

食べることは生きること。それは、地球上のみんなに共通すること。

誰もが、美味しいごはんを真ん中に、笑顔で生きていけたらと心から願う。

おわりに

スタジオジブリのアニメ作品に登場する「ジブリ飯」が好きだ。

宮崎駿さんによる映像と音響マジックで、めちゃくちゃ美味しそうに見えるこだわりが詰まっている。形や色、箸の持ち方や食べ方、どのキャラクターにも、全く違う特徴が描かれている。

ジブリ作品はほとんど見ているが、とくに「ハウルの動く城」のベーコンエッグが好き。分厚いベーコンと目玉焼きを、鉄のフライパンでジューッと焼くシーン。フライパンのままガッとテーブルに出てきて、お皿に取り分けて。息子もこのベーコンエッグが好きで、「お母さん、あれつくってくれ」と、よくリクエストされたものだ。

「となりのトトロ」では、お姉ちゃんのサツキが、お父さんと妹のメイのためにお弁当をつくるシーンや、「千と千尋の神隠し」の屋台飯も忘れがたい。

宮崎駿さんが描く食のシーンは、美味しくてハッピーなだけじゃない。「もののけ姫」で、ジコ坊がつくった雑炊を、主人公のアシタカと二人で食べるシーン。お味噌を入れ、とても美味しそうに仕上げるのだが、食事を囲みながらアシタカは考えを巡らせ、自らの行く道を見定める大事なシーン。

それらはすべて、美味しいごはんは、生きる力になることを教えてくれる。

私たちの人生には、出会いのときも、仲良くなりたいときも、お祝いのときも、お別れのときも、いつだって傍《そば》に、美味しい食事がある。決して手の込んだ料理じゃなくても、美味しいごはんを食べたら、それだけで幸せだ。

そんな幸福な食事の数だけ、心も体も美しくなれると信じている。

最後に。私は日々、心と体を健康に保ち、美を追求していくために必要な栄養や料理の知識を、様々な書籍や情報から学んでいます。掲載しているレシピの多くは、料理研究家の方々が考案し、発表したレシピに基づいたものです。巻末にその原案となるレシピを参考文献として記載してありますので、是非そちらも見ていただけたらうれしいです。この場をお借りして、日々すばらしい食の知識をご提供くださる皆様に感謝申し上げます。

2021年11月　冨永 愛

〈 参考文献・資料 〉

P34『クセになる！パクチーレシピブック』（エダジュン著／ PARCO 出版）

P46.48『しあわせ豆料理』（大庭英子著／家の光協会）

P98『日本の調味料と食材で作る　ペギーさんのおいしい台湾レシピ』
（ペギー・キュウ著／ KADOKAWA）

P34.80『発酵の力でおいしい毎日 麹のレシピ』（おのみさ著／池田書店）

P44『べにや長谷川商店の豆料理』（べにや長谷川商店著／ PARCO 出版）

P66「印度カリー子が教える 3 ステップレシピ――コロナウイルスに負けないスパイス生活」
（『GQ JAPAN』 コンデナスト・ジャパン／ 2020 年 6 月 11 日）
https://www.gqjapan.jp/lifestyle/article/20200611-spice-up-your-immune-system）

P54「Maki Watanabe's 03 ビーツとミートボールの煮込み」（『éclat』集英社／ 2020 年 2 月号）

文部科学省　食品成分データベース
https://fooddb.mext.go.jp

厚生労働省　日本人の食事摂取基準（2020 年版）
https://www.mhlw.go.jp/content/10904750/000586553.pdf

厚生労働省　e−ヘルスネット　栄養・食生活
https://www.e-healthnet.mhlw.go.jp/information/food

厚生労働省　妊娠前からはじめる妊産婦のための食生活指針
https://www.mhlw.go.jp/content/000776926.pdf

農林水産省　ジビエ利用拡大コーナー
https://www.maff.go.jp/j/nousin/gibier/index.html

〈 FASHION CREDIT 〉

DRESSSEN（ドレスセン）
MYTHINKS（エヌワイカンパニー）
RIEFE JEWELLERY（リーフェ ジュエリー）
SARARTH（サラース カスタマーサポート）
Sportmax（マックスマーラ ジャパン）

〈 協力 〉

伊藤忠商事株式会社
貝印株式会社
不二製油株式会社

〈 商品提供 〉

P71　包丁「旬」（貝印株式会社）
　＊ EC サイト　https://www.kai-group.com/store/products/detail/3441

P132 豆乳クリームバター「ソイレブール」（不二製油株式会社）
　＊ EC サイト「cotta」 https://www.cotta.jp/special/ingredients/soylaitbeurre.php

P6　器　アーティスト 内野奈津子

※レシピについて：大豆、とら豆、紫花豆を一晩水につける場合、
夏季は冷蔵庫へお入れください。

［著者］
冨永愛（とみなが・あい）
17歳でNYコレクションにてデビューし、一躍話題となる。以後、世界の第一線でトップモデルとして活躍。モデルの他、テレビ、ラジオ、イベントのパーソナリティ、女優など様々な分野にも精力的に挑戦。日本人として唯一無二のキャリアを持つスーパーモデルとして、チャリティ・社会貢献活動や日本の伝統文化を国内外に伝える活動など、その活躍の場をクリエイティブに広げている。公益財団法人ジョイセフ アンバサダー、エシカルライフスタイルSDGs アンバサダー（消費者庁）、ITOCHU SDGs STUDIO エバンジェリスト。著書に『冨永愛　美の法則』（ダイヤモンド社）などがある。
公式サイト　www.tominagaai.net
Instagram　@ai_tominaga_official

＊本書の売上の一部を国内のひとり親家庭へ向けたフードバンク事業を行う、特定非営利活動法人グッドネーバーズ・ジャパンに寄付いたします。
http://www.gnjp.org

冨永愛　美をつくる食事

2021年11月30日　第1刷発行
2021年12月16日　第2刷発行

著　者——冨永愛
発行所——ダイヤモンド社
〒150-8409　東京都渋谷区神宮前6-12-17
https://www.diamond.co.jp/
電話／03･5778･7233（編集）　03･5778･7240（販売）

<STAFF>
カバー撮影—新津保建秀
アートディレクション—藤村雅史

本文撮影——新津保建秀（化粧扉、P11人物）
邑口京一郎（料理、静物、P71・107人物）
デザイン——清水美咲（藤村雅史デザイン事務所）
フードコーディネーター—下条美緒
ヘアメイク—Haruka Tazaki
スタイリスト—Rena Semba
プロデュース—生駒芳子・菅原秀子（UNDER GROUND）
企画構成——依田則子
製作進行——ダイヤモンド・グラフィック社
印刷————ベクトル印刷
製本————ブックアート
編集担当——土江英明

ISBN 978-4-478-11378-3